JN074334

薬剤師・登録販売者必携

医薬品販売実務

コンパクトブック

医薬品販売研究会

第4版

TAC出版

TAC PUBLISHING Group

はじめに

2009年の法改正により、登録販売者という新たな医薬品管理者資格が定められました。これにともない、コンビニエンスストア、スーパーマーケット、ディスカウントストアなど、医薬品の販売チャネルは大きく拡大しています。こうした状況が生活における利便性を向上させているのは紛れもない事実です。

このような社会的メリットを存続させていくためには、制度の維持、ひいては「医薬品管理者としての自覚」が必要不可欠だといえます。人間の肉体・精神に影響を及ぼす商品である医薬品を取り扱う資格であるにもかかわらず、薬剤師・登録販売者ともに免許の更新制度がありません。このことからも、日々の接客に対する真摯な姿勢はもちろん、医薬品に関する知識の習得は常に意識して行うべきといえるでしょう。

本書は、医薬品販売の現場で筆者自らが学んだ経験・知識に加え、今日までの同僚や取材対象として接してきた薬剤師・登録販売者・医師・看護師・鍼灸師・MRほか多くの医薬関係者の方々からの助言を得て作成しました。店頭での一般用医薬品販売におけるポイントを効能別にコンパクトにまとめた一冊となっています。

特に現場での理解が少ないと感じられた漢方（東洋医学）については、理論から実践的な内容まで詳細な解説を設けました。

本書が接客における基礎的な知識の習得に役立つとともに、さらに応用的な勉強へのステップとなることを切に願っております。

執筆者

Contents

第1章 薬効別医薬品販売の対応

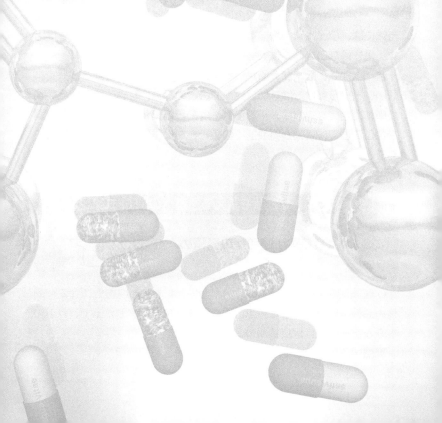

第1章

薬効別医薬品販売の対応

かぜ薬

薬の作用や選択の基準

かぜは主にウイルスが鼻やのどなどから感染することで起こるさまざまな症状を総称した疾患で、医学的には「かぜ症候群」と呼ばれる。症状としては、発熱、頭痛、関節痛、のどの痛み、全身倦怠感、せき、くしゃみ、鼻水・鼻づまり等がランダムに組み合わさって現れる。

こうしたかぜの症状を緩和する目的で使用されるのが、かぜ薬である。一般的にかぜ薬という場合は、総合感冒薬のことを指す。かぜ薬自体には、ウイルスの増殖を抑制したり、ウイルスを体の中から排出する働きはない（あくまでも症状の緩和を図るためのもの）。

また、かぜの症状があるからといって、単に総合感冒薬を選択すればいいというわけではない。発熱やのどの痛み、せき、鼻水など症状が単体で明確な場合は、それぞれ、解熱鎮痛薬、鎮咳去痰薬、鼻炎薬を選ぶことで、著効が得やすくなるとともに不要な副作用の発現も防ぐことができる。

適切な薬を販売するための かぜ症状を訴える患者へのSTEP式アプローチ

STEP 1 OTC薬が適切かの見極め

どんな具合ですか？

OTC薬の使用が勧められるのは、ウイルスなどの感染による一過性の急性上気道炎となる。患者の病状をヒアリングした上で、以下のようなケースでは医療機関の受診を勧める。

・発熱…急激な熱の上昇、39度以上の高熱、長期の微熱

→インフルエンザほか、かぜ以外の疾患が疑われる。

・のどの痛み…激しい痛み・腫れがある

→かぜ以外の疾患が疑われる。

・せき…ぜんそくのような激しいもの

→かぜ以外の疾患が疑われる。

・鼻水・たん…黄・緑色など膿性や血液が混じる

→細菌感染などの可能性が考えられる。

・各種症状…4日以上かぜ薬を飲んでいるが症状が改善しない

→アレルギー性鼻炎やぜんそく、急性肝炎ほか、かぜ以外の重篤な
疾患もしくは二次感染の疑いがある。

・各種症状…かぜ薬を飲んだあと、かえって症状が悪くなった

→間質性肺炎やアスピリンぜんそく等、かぜ薬自体の副作用の疑い
がある。

・発熱・耳の奥の痛み…15歳未満の小児で長期にわたる場合

→急性中耳炎の併発が疑われる。

適切な薬を販売するための かぜ症状を訴える患者へのSTEP式アプローチ

STEP 2 適切なOTC薬の選択

気になる症状はなんですか？

主な症状や、その強弱、病期などのヒアリングから、OTC薬に含まれる成分の作用や特徴をふまえ、適切な薬を選ぶ。

● かぜ薬の主な有効成分と作用

使用目的 （症状）	薬効分類	主な成分名称	主な作用・適応など
解熱 鎮痛	解熱鎮痛 成分	アスピリン	体温調節中枢（視床下部）に作用して熱を下げる。プロスタグランジン（PG）の合成を抑制して痛みをやわらげる
		アセトアミノフェン	
		エテンザミド	
		サリチルアミド	
		イブプロフェン	
		イソプロピルアンチピリン	
	抗プラス ミン成分	トラネキサム酸	アンチプラスミン作用でブラジキニンの産生を抑制し、のどの痛みを緩和
くしゃみ 鼻水 鼻づまり	抗ヒスタ ミン成分	d-クロルフェニラミンマレイン酸塩	ヒスタミンによって生じる鼻水や鼻づまり、くしゃみを抑える
		ジフェンヒドラミン塩酸塩	
		クレマスチンフマル酸塩	
		メキタジン	
		カルビノキサミンマレイン酸塩	
	交感神経 興奮成分	プソイドエフェドリン塩酸塩	鼻粘膜の毛細血管収縮（α_1作用）により、鼻づまり、鼻水を抑制
		dl-メチルエフェドリン	
	副交感神 経遮断成 分	ヨウ化イソプロパミド	鼻腺への抗コリン作用により鼻水を緩和
		ベラドンナ総アルカロイド	

せき	鎮咳成分 （中枢性）	ジヒドロコデインリン酸塩	延髄のせき中枢の異常興奮を抑えることで、せきを鎮める
		デキストロメトルファン臭化水素酸塩	
		コデインリン酸塩水和物	
		チペピジンクエン酸塩	
		ジメモルファンリン酸塩	
		ノスカピン	
		ペントキシベリンクエン酸塩	
	気管支拡張成分 （末梢性）	dl-メチルエフェドリン	交感神経興奮作用により、気管支を拡張させてせきを鎮める
		塩酸トリメトキノール	
たん	去痰成分	アンブロキソール塩酸塩	気道上皮の杯細胞からの粘液分泌を促進。さらに肺細胞からサーファクタント分泌を促して気道を潤滑にし、たんを排出しやすくする
		ブロムヘキシン塩酸塩	たんの粘稠度低下と気道粘液分泌促進により、たんの排出を促進
		グアヤコールスルホン酸カリウム	気道粘液の分泌を高め、たんを出しやすくする
		グアイフェネシン	
		セネガ流エキス	
せき たん 鼻の症状	酵素成分	セラペプターゼ（たんぱく質分解）	たんぱく質を分解する酵素の作用で、たんや鼻水の粘度を下げるなど、のどと鼻の症状を緩和
		ブロメライン（たんぱく質分解）	

	中枢神経興奮成分	無水カフェイン	主に頭痛、疲労症状の緩和（眠気防止作用もあり）
その他		安息香酸ナトリウムカフェイン	
	ビタミン類	ビタミンC	免疫力向上による予防効果。消耗した体力の回復、鼻粘膜の腫れの緩和、毛細血管強化
		ビタミンB$_1$・B$_2$	
		ビタミンP（ヘスペリジン）	
	生薬成分	カンゾウ	過度の発汗予防、抗炎症作用、および胃の保護作用を強化

適切な薬を販売するための かぜ症状を訴える患者へのSTEP式アプローチ

STEP 3　避けるべき成分の判断

1 疾患・服用薬などからの判断

治療中の病気や使用している薬などはありますか？

　次のようなケースでは、各症状等に対応した成分を投与してはいけない（禁忌）。

「かぜ関連の薬もしくは含有成分で、発疹・発赤、かゆみ、浮腫などの過敏症状を起こしたことがある」

　→スティーブンス・ジョンソン症候群（SJS）、中毒性表皮壊死症（TEN）などの特に重篤な副作用報告があるアセトアミノフェン、イブプロフェン、イソプロピルアンチピリン、アスピリンのほか、クロルフェニラミンマレイン酸塩、ベラドンナ総アルカロイド、プソイドエフェドリン塩酸塩、カフェイン、ポビドンヨード

「前立腺肥大である」

　→プソイドエフェドリン含有製剤

「他のかぜ薬、解熱鎮痛剤、鎮静剤、鎮咳去痰剤、抗ヒスタミン剤を

含有する内服薬を服用している」

→鼻炎用内服薬、乗り物酔い薬、アレルギー用剤

「インターフェロン製剤による治療を受けている」

→小紫胡湯（間質性肺炎を誘発する可能性がある）

次のようなケースでは、薬剤の副作用や作用重複・相互作用などから各症状等に対応した成分の投与はできるだけ避ける。

「15歳未満の小児で、水ぼうそう、インフルエンザにかかっているか、その疑いがある」

→サリチルアミド、エテンザミド（ライ症候群発症の報告あり）

「便秘もしくはその傾向がある」

→コデインリン酸塩水和物、ジヒドロコデインリン酸塩（症状を悪化させる可能性が高い）

「胃粘膜障害や胃潰瘍がある」

→NSAIDs全般（症状を悪化させる可能性が高い）

「ニューキノロン系抗菌剤を服用している」

→NSAIDs全般（症状を悪化させる可能性が高い）

「車の運転・危険な作業を行う」

→抗ヒスタミン剤、コデイン成分を含む製剤（眠気を誘発する可能性が高い）

既往症などはありますか？

2 既往歴・年齢などからの判断

次の既往歴などがある場合、各疾病等に対応した成分は病状を悪化させる可能性があるため、使用を中止し、医師に相談する。

〈甲状腺機能障害、糖尿病、心臓病、高血圧〉

dl-メチルエフェドリン塩酸塩、マオウ、プソイドエフェドリン含有製剤

〈心臓病、高血圧、腎臓病〉

カンゾウ（1g以上/日）、グリチルリチン酸（40mg以上/日）

〈心臓病、肝臓病、腎臓病、胃・十二指腸潰瘍〉

　アスピリン、アスピリンアルミニウム、アセトアミノフェン、エテンザミド含有製剤

〈緑内障〉

　抗ヒスタミン剤

〈脳血栓、心筋梗塞、血栓静脈炎などの血栓症〉

　トラネキサム酸

〈年齢に関する注意点〉

12歳未満の小児：コデインリン酸塩水和物含有製剤、ジヒドロコデインリン酸塩含有製剤の服用を避ける。

〈15歳未満の小児〉

　アスピリン、アスピリンアルミニウム、サザピリン、イブプロフェン

3 妊産婦に対する判断

> 妊娠もしくは授乳中ですか？

「妊娠2〜4ヵ月の妊婦」

　すべての成分について投与を禁忌とする。

「授乳している」

　ジフェンヒドラミン塩酸塩、ジフェンヒドラミンサリチル酸塩、ジフェンヒドラミンタンニン酸塩の投与を禁忌とする。

「出産3ヵ月前から出産直前までの妊婦」

　アスピリン、アスピリンアルミニウム、もしくはイブプロフェンを含有する製剤の服用を禁忌とし、それ以外の成分についても、できるだけ投与を避けるようにする。

ワンポイントアドバイス **「インフルエンザ」と「かぜ」の見極めは？**

　かぜと似た症状を呈するインフルエンザには、かぜと異なる特

徴的な症状の現れ方がいくつかある。時期や流行からの判断も重要となってくる。大まかなポイントは以下のようになる。

　①発熱が急激で高熱となる

　②全身症状として、頭痛、関節痛、筋肉痛を伴う

　③鼻水・鼻づまりの症状はあまり現れない

　④冬場である

　⑤ニュースでインフルエンザの流行が伝えられている

　こうした点を考慮した上で、インフルエンザが疑われる場合は医療機関への受診を勧める。

2 解熱鎮痛薬

薬の作用や選択の基準

一般に、痛みや発熱という症状自体は病気そのものではなく、病気や外傷などに対する警告信号、生体の防御機能の1つである。病気や外傷の際、体内ではプロスタグランジンというホルモン類似物質の産生が活発になり、これが痛みの増幅や発熱、炎症の発生に関わっている。

解熱鎮痛薬の多くは、プロスタグランジンの産生を抑えることで鎮痛・解熱・抗炎症作用を発揮する医薬品である。とりわけ頭痛についてOTC薬の使用が推奨されるのは、明確な原因となる基礎的疾患からのものではない軽症の慢性頭痛となる。

適切な薬を販売するための 痛み症状を訴える患者へのSTEP式アプローチ

STEP 1 OTC薬が適切かの見極め

どんな具合ですか？

患者の病状をヒアリングした上で、以下のようなケースでは医療機関の受診を勧める。

「発熱が1週間以上継続」「激しい腹痛や下痢などの消化器症状を伴う」「息苦しさなどの呼吸症状を伴う」「排尿時の不快感などの泌尿器症状を伴う」「発疹やかゆみなどの皮膚症状を伴う」

→感染症もしくはその他重大な病気の可能性がある。

「歩行時や歩行後にひざ関節痛が起こる」「関節が腫れて強い熱感がある」「起床時に関節の強いこわばりを感じる」

→関節リウマチ、痛風、変形性関節炎などが疑われる。

「年月の経過に伴って月経痛が悪化する」

　　→子宮内膜症などの可能性がある。

「かつて経験したことのない突発性の激しい頭痛」「頭痛が頻発し、24時間以上継続する」「OTC薬を服用しても治らない頭痛」「手足のしびれや意識障害などを伴う頭痛」

　　→くも膜下出血など生命に関わる重大な病気の可能性がある。

〈補足〉

　通常、38度以下の発熱については著しい体力の消耗やひきつけなどの恐れはなく、発汗に伴って失われる水分や電解質の補給と適宜アイシングを行うなどの処置をとれば、解熱鎮痛薬を服用する必要はないとされている。

適切な薬を
販売するための

痛み症状を訴える患者へのSTEP式アプローチ

STEP 2　　適切なOTC薬の選択

気になる症状はなんですか？

　主な症状や、その強弱などのヒアリングから、OTC薬に含まれる成分の作用や特徴をふまえ、適切な薬を選ぶ。

● 解熱鎮痛薬の主な有効成分と作用

使用目的（症状）	分類	主な成分名称	主な作用・適応など
解熱鎮痛成分	サリチル酸系	アスピリン（アセチルサリチル酸）※塩類含む	痛覚や体温調節に関わる中枢に働く解熱・鎮痛（中枢性）と、プロスタグランジン（以下PG）生合成阻害による鎮痛・抗炎症（末梢性）作用を持つ。特に頭痛、筋肉痛、生理痛などに有効
		エテンザミド	アスピリンと共通作用あり。胃腸障害はアスピリンよりも少ない。正常体温を降下させてしまうことも。他成分が痛みの発生を抑える働きが中心であるのに比べ、痛みの伝わりを抑える働きが優位。アセトアミノフェン、カフェインとの併用で相乗効果（ACE処方）
		サザピリン	作用の持続時間が長く、胃腸障害は比較的少ない
	アニリン系	アセトアミノフェン	作用は主に中枢性で、抗炎症作用は期待できないが、胃腸障害は比較的少ない。過量投与や飲酒過多な人では、まれに肝機能障害を生じる
	プロピオン酸系	イブプロフェン	プロスタグランジン生合成阻害に働く。各作用はアスピリンよりも強力。解熱鎮痛作用よりも抗炎症作用が強い。特にのどの痛み、関節痛を伴うケースに効果的。胃腸障害はアスピリンより少ない。皮疹やじんましん、めまいなどの副作用に注意
		ロキソプロフェンナトリウム水和物	プロスタグランジン生合成阻害作用。イブプロフェンに比べ、同等の解熱作用と、上まわる鎮痛・抗炎症作用を有する。体内に吸収されて活性代謝物となるプロドラッグのため、胃腸・腎障害が少ない

解熱鎮痛成分	ピリン系	イソプロピルアンチピリン	中枢性で即効性があり、鎮痛作用は強いが抗炎症作用は弱い。鎮痙・緊張抑制作用あり。薬疹（ピリン疹）の副作用があるため、同成分にアレルギーのある者は服用を避ける
催眠鎮静成分	尿素誘導体	ブロモバレリル尿素	主に末梢性の鎮痛作用を高める目的で配合。脳興奮を抑え、痛みなどの感覚を鈍くする。特にストレスによる緊張型頭痛に有効。眠気、めまい、ふらつきが現れることがあるほか、過量での呼吸減少作用や、排泄が遅く中毒作用を起こしやすい点、さらに依存性、長期連用で耐性化しやすい等に注意
		アリルイソプロピルアセチル尿素	鎮静、睡眠、鎮痛に働き、鎮痛剤の作用を増強。眠気の副作用に注意
筋弛緩成分（中枢神経抑制成分）	カルバメート系	メトカルバモール	骨格筋の緊張に関わる中枢神経系（脊髄）の刺激反射を抑え、筋肉のこりを緩和。骨格筋の異常緊張、痙攣、疼痛を伴う腰痛、肩こり、筋肉痛、打撲などに効果的。鎮静作用があり、眠気、めまい、ふらつきが現れることがある
中枢興奮成分	カフェイン類	カフェイン	脳血管を収縮させ、脳血流量減少により頭痛を抑制。鎮痛剤の薬効増強の目的で配合。中枢神経系の刺激により頭をすっきりさせる。疲労感、倦怠感など片頭痛の随伴症状を改善
		安息香酸ナトリウムカフェイン	
		無水カフェイン	
その他の成分	ビタミン類	ビタミンB₁	発熱時に消耗されるビタミンの補給を目的として配合
		ビタミンB₂	
		ビタミンC	
		ヘスペリジンおよびその誘導体	

		合成ケイ酸アルミニウム	解熱鎮痛成分の作用（PG生合成阻害等）による胃腸障害の低減。いずれも作用発現時間は数分と即効性が高い
その他の成分	制酸成分	合成ヒドロタルサイト	
	生薬成分	ジリュウ	解熱作用
		ショウキョウ	鎮痛作用
		シャクヤク	鎮痛作用
		カンゾウ	抗炎症作用

主な成分の特徴と作用時間の違い

● 主な成分の特徴と作用時間の違い

分類		主な成分名	作用発現時間	作用持続時間
解熱鎮痛成分	サリチル酸系	アスピリン	約30分	約6時間
	アニリン系	アセトアミノフェン	約30分	約3～4時間[※1]
	プロピオン酸系	ロキソプロフェンナトリウム水和物	約30～50分	約4～7時間
		イブプロフェン	約1～2時間	約3～6時間
	ピリン系	イソプロピルアンチピリン	約1～2時間	約4～6時間
催眠鎮静成分	尿素誘導体	ブロモバレリル尿素	約20～30分	約3～4時間

※1　新生児の場合は約5時間。

【各成分の作用強度比較】

・鎮痛作用

　　プロピオン酸系＞ピリン系・サリチル酸系＞アニリン系

・抗炎症作用

　　プロピオン酸系＞サリチル酸系＞ピリン系＞アニリン系

適切な薬を販売するための 痛み症状を訴える患者へのSTEP式アプローチ

STEP 3 避けるべき成分の判断

1 疾患・既往歴などからの判断

治療中の病気や使用している薬などはありますか？

次のケースでは、各症状等に対応する成分の投与により、病状悪化の可能性があるため、投与禁忌もしくは使用の可否について医師に相談する。

「解熱鎮痛成分で、発疹・発赤、かゆみ、浮腫などの過敏症状を起こしたことがある」

→非ステロイド性抗炎症薬（NSAIDs）含有製剤

「解熱鎮痛薬やかぜ薬を飲んでぜんそくを起こしたことがある」

→NSAIDs含有製剤（アスピリンぜんそく誘発の恐れがある）

「心臓病、腎臓病、肝臓病、胃・十二指腸潰瘍で医師の治療を受けている」

→担当医もしくは処方薬の調剤を行った薬剤師に相談する。

「解熱鎮痛薬を長期にわたって服用している」

→長期連用は避ける（元となる疾患が進行する恐れがある）。

「乗り物の運転、機械類の操作を行う」

→催眠鎮静成分（眠気を生じる可能性がある）

「むくみの症状がある」

→カンゾウ（1 g/日以上の長期連用で偽アルドステロン症、ミオパチーの恐れがある）

2 服用薬・年齢などからの判断

ほかに使用している薬などはありますか？

次の薬剤等を使用中の場合、作用の重複や相互作用の恐れがあることから、できるだけ避ける。

・かぜ薬、催眠鎮静薬、眠気防止薬、外用消炎鎮痛薬など

→解熱鎮痛薬全般（作用重複の恐れがある）

・アルコール

→各解熱鎮痛成分（アルコールの作用により胃腸障害増強の可能性が高まる）

〈年齢に関する注意点〉

15歳未満の小児：アスピリン、サザピリン、アスピリンアルミニウム、サリチル酸ナトリウムはライ症候群発症の可能性等から使用禁忌。イブプロフェンは一般用医薬品では、いかなる場合も使用禁忌。また、ロキソプロフェンナトリウム水和物も安全性未確立のため使用は禁忌となる。このほかエテンザミド、サリチルアミドは水痘（水ぼうそう）またはインフルエンザ罹患時には使用を避ける。

3 妊産婦に対する判断

妊娠もしくは授乳中ですか？

「出産予定日の12週以内である」

アスピリン、ロキソプロフェンナトリウム水和物ほかすべての薬剤の使用を禁忌とする。

「妊娠初期（2ヵ月以内）である」

胎児の器官形成時期のため、薬剤の使用は避ける。

「授乳している」

アスピリン、イソプロピルアンチピリン、カフェイン塩類、イブプロフェン、ロキソプロフェンナトリウム水和物は乳汁中に移行するため、投与を避けるか、服用中は授乳を行わない。

> **ワンポイントアドバイス　妊娠中でも服用可能な頭痛薬は？**
>
> 妊娠中でも比較的安全とされる解熱鎮痛成分に、アセトアミノフェンがある。同剤は中枢性の作用により、脳内でのみ働くため、体への副作用が非常に少ない。

16

　そこでアセトアミノフェンの単味製品がおすすめとなるのだが、胎児に影響を及ぼす初期（妊娠12週まで）ならびに後期（出産予定日12週以内）は、服用を避けるようにする。

イブプロフェン製剤も禁忌ではないものの、胎児毒性を起こす可能性があることから、なるべく避けるようにしましょう

3 胃腸薬（胃の薬）

薬の作用や選択の基準

　胃腸薬とは、胃部についての痛みや胸焼け・胃もたれなどの不快感、食欲不振などの症状を、胃の働きを助けることで緩和・改善するものである。

　主なものとしては、胃酸過多・胸焼け・上腹部の不快感・吐き気などを改善する制酸薬、弱った胃の働きを高める健胃薬、3大栄養素（脂質、糖質、たんぱく質）などを分解する酵素により消化を助ける消化薬、胃酸の分泌自体を止めるH_2受容体拮抗薬（H_2ブロッカー）などがある。

　こうしたさまざまな症状に幅広く対応できるよう、OTC薬には、制酸、胃腸粘膜保護、健胃、消化、鎮痛鎮痙などの成分を組み合わせた総合胃腸薬と呼ばれる製品もある。しかし、胃痛、胸焼けなど症状が明確である場合、それに適した成分が配合されている製品を選んだほうが、効果・副作用の両面から望ましいといえる。

適切な薬を販売するための **胃腸症状を訴える患者へのSTEP式アプローチ**

STEP 1　　**OTC薬が適切かの見極め**

どんな具合ですか？

① 症状の程度

　次のようなケースでは医療機関の受診を勧める。

「激しい痛み」「長期にわたる痛み」などの場合

　→重大な疾患の可能性がある。

慢性的な胸焼け、胃の不快感・膨満感が継続する場合

→食道裂孔ヘルニア、胃・十二指腸潰瘍、胃ポリープの可能性があ
る。

② 伴って起こる症状

　胃腸症状に伴って起こる症状の中で、特に次の各症状については対
応した疾患の可能性を意識し、鑑別するよう留意する。

● 随伴症状などに対する可能性のある疾患

症状	鑑別すべき主な疾患
胸焼け	逆流性食道炎、狭心症、睡眠時無呼吸症候群、慢性咳嗽、気管支喘息、胸痛
背中の痛み	急性膵炎
発熱	胆石症、急性膵炎、胆嚢症、膀胱炎
胃の痛み	仮面うつ病、心身症

※表記以外の体重減少、貧血、体性痛、疼痛、吐血・下血についても重篤な疾患
の可能性が疑われることから、医療機関への受診を勧める。

適切な薬を販売するための　胃腸症状を訴える患者へのSTEP式アプローチ

STEP 2　適切なOTC薬の選択

気になる症状はなんですか？

　主な症状や、その強弱などのヒアリングから、OTC薬に含まれる
成分の作用や特徴をふまえ、適切な薬を選ぶ。

使用目的 （症状）	薬効分類		主な成分名称	主な作用・適応など
胃酸過多、 胸焼け、 胃もたれ、 胃部不快感、 嘔吐、 飲み過ぎ、 胃痛	制酸成分	吸収性	炭酸水素ナトリウム	胃酸を中和し、ペプシンを不活性化。基本的に即効性が高く、持続時間は短い。ただし、アルミニウム製剤の作用はゆるやかで持続性を示す。マグネシウム製剤は作用が強く即効的だが持続性に乏しい。副作用としてアルミニウム製剤は便秘、マグネシウム製剤は下痢、軟便を起こすことがある
			酸化マグネシウム	
		非吸収性	水酸化マグネシウム	
			合成ヒドロタルサイト	
			メタケイ酸アルミン酸マグネシウム	
			水酸化アルミニウムゲル	
			沈降炭酸カルシウム	
胃粘膜の 保護・修復	粘膜修復成分	粘膜保護・組織修復	アルジオキサ	胃酸から胃粘膜を守る防御因子増強成分。胃液中のペプシン活性の抑制と肉芽増殖作用により、潰瘍創傷面の治癒をうながす
			メチルメチオニンスルホニウムクロライド	
			アズレンスルホン酸ナトリウム	
			銅クロロフィリンナトリウム	
			スクラルファート	胃粘膜・潰瘍底部のたんぱくと結合して保護膜を形成
		粘膜血流改善	セトラキサート塩酸塩	胃粘膜の血流を増加させ、組織の代謝を上げることで、損傷部位の治癒を促進、または予防に働く
			ソファルコン	
		粘液産生	ゲファルナート	粘液を合成・分泌すると同時に重炭酸塩の分泌を促進する
			テプレノン	リン脂質・高分子糖たんぱく合成を促進し、粘液分泌を増加

		運動改善	カルニチン塩化物	胃の蠕動運動を活発にすることで消化管の機能低下を改善する
食欲不振、胃部・腹部膨満感、消化不良、胃弱、食べ過ぎ、飲み過ぎ、胃もたれ、嘔吐	健胃成分		トリメブチンマレイン酸塩	
		苦味性	オウバク	苦味性精油が口腔粘膜、舌の感覚を通じて反射的に中枢を刺激し、副交感神経を通じて唾液・胃液の分泌を促進する
			オウレン	
			ゲンチアナ	
			センブリ	
		芳香性	チョウジ	脳相、胃相を刺激して消化液の分泌を促進する。芳香性の精油は胃壁や腸管を刺激し、溜まったガスの排出を促進する
			ウイキョウ	
			ケイヒ	
			ニンジン	
			ハッカ	
		辛味性	ショウキョウ	唾液中のジアスターゼの作用を高めて消化を促進。胃液分泌の促進により殺菌作用も発揮
			ショウガ	
			トウガラシ	
消化促進、消化不良（胃部・腹部膨満感）、食べ過ぎ、胃もたれ	消化成分	糖質分解	ジアスターゼ	いずれも消化酵素。消化酵素の分泌・活性低下を補う
			タカジアスターゼ	
		たんぱく分解	プロザイム	
		脂質分解	リパーゼ	
		利胆剤	デヒドロコール酸	胆汁分泌を促進し、リパーゼ活性を向上させて脂肪を分解。肝機能向上による解毒作用亢進にも働く
			ウルソデオキシコール酸	

胃痛、腹痛、差し込み（疝痛）、胃酸過多、胸焼け	鎮痛・鎮痙成分	天然アルカロイド	ロートエキス	主に副交感神経系の抗ムスカリン作用、抗ニコチン作用により胃酸分泌、消化管運動、消化管平滑筋の痙攣性収縮を抑制。ロートエキスは血液－脳関門を通過するが、第4級アンモニウム系は通過しにくく、中枢興奮作用がない上、節遮断作用があり鎮痙効果も高い
		3級アミン系	ジサイクロミン塩酸塩	
		4級アンモニウム系	チキジウム臭化物	
			ブチルスコポラミン臭化物	
			メチルベナクチジウム臭化物	
		M$_1$ブロッカー	ピレンゼピン塩酸塩	胃酸の分泌抑制効果が強力。平滑筋には作用しない
		鎮痙剤	パパベリン塩酸塩	直接消化管平滑筋に働いて痙攣を緩和し、疼痛を取り除く
		局所麻酔剤	アミノ安息香酸エチル	知覚麻痺・鎮痛作用を持つ
			オキセサゼイン	胃痛・吐き気に関わる神経をブロック。局所麻酔作用と二次的な胃酸分泌抑制作用を持つ
		生薬	カンゾウ	抗炎症・胃粘膜修復作用により痛みを抑える。胃壁の保護作用も有する
			シャクヤク	
			ハンゲ	
胃痛、胸焼け、むかつき、胃もたれ	H$_2$受容体拮抗剤（H$_2$ブロッカー）		シメチジン	胃壁細胞のヒスタミン（H$_2$）受容体に競合的に拮抗することで胃酸の分泌を抑える
			ファモチジン	
			ロキサチジン酢酸エステル塩酸塩	
その他	消泡成分		ジメチルポリシロキサン	胃腸管内のガスによる腹部の張りを抑制

● 自覚症状からの推測原因と選択薬剤

自覚症状	原因など	選択する薬剤
胃もたれ、食欲不振、腹部膨満感、食べ過ぎ	胃の運動機能の減退	健胃剤、健胃消化剤、消化剤、（胃粘膜保護剤）
	胃に内容物が残っている	健胃剤、健胃消化剤、消化剤
	消化不良	
げっぷ、胃の痛み、胸焼け、胃もたれ	食べ過ぎ・飲み過ぎ	健胃剤、胃粘膜保護剤、制酸剤、（H_2受容体拮抗剤）
	胃酸分泌亢進、胃粘膜の炎症	制酸剤、胃粘膜保護剤、H_2受容体拮抗剤
胃の仙痛（腹痛）	胃粘膜の炎症	制酸剤、胃粘膜保護剤、H_2受容体拮抗剤
	胃の運動機能亢進	鎮痛鎮痙剤

● 各症状における適切な服用のタイミング

症状	選択する薬剤	服用時点
胸やけ・胃の痛み	制酸剤	食間、空腹時、就寝時
	胃粘膜保護剤	食間
食べ過ぎ・胃もたれ	健胃剤・消化剤	食直後
食欲の低下	健胃剤	食前
飲み過ぎ（胃部不快感など）		症状が起きた際、頓服的に服用
飲み過ぎ（胃の痛み）	スクラルファート	空腹時（食前、食間など）
腹部膨満感・胃もたれ・痛み		食後、食間
胃痛・胸焼け・胃もたれ・むかつき	H_2ブロッカー剤	症状が起きた際、頓服的に服用※
差し込むような痛み	鎮痛鎮痙剤	症状が起きた際、頓服的に服用
症状が特定しづらい	総合胃腸薬	症状に応じて食間もしくは食後

※成分ごとの1日の服用回数や服用間隔を守る。

〈注意するポイント〉

　H₂ブロッカーや鎮痛鎮痙薬は急性症状を抑える目的から、使用は短期間にとどめる。また、制酸成分は、かぜ薬や解熱鎮痛薬などにも配合されている場合があるため、重複しないよう配慮する。

適切な薬を
販売するための **胃腸症状を訴える患者へのSTEP式アプローチ**

STEP 3　避けるべき成分の判断

1　疾患・服用薬などからの判断

治療中の病気や使用している薬などはありますか？

　次のケースでは、各症状等に対応する成分の投与により、病状悪化の可能性があるため、投与禁忌もしくは使用の可否について医師に相談する。

「透析療法を受けている」
　　→アルミニウム含有製剤（アルミニウム脳症、アルミニウム骨症を
　　　発症した報告がある）、マグネシウム含有製剤

「薬剤アレルギーなどで胃腸薬関連の薬に過敏症状（発疹・発赤、かゆみ、浮腫）を起こしたことがある」
　　→タンニン酸アルブミン、H₂受容体拮抗剤

「鎮痛鎮痙胃腸薬を服用している」
　　→ロートエキス含有製剤、他の鎮痛鎮痙胃腸薬、乗り物酔い薬

　次のようなケースでは、各症状等に対応した成分により作用の重複や相互作用を起こす可能性があるので、できるだけ避けるか慎重に投与する。

「高血圧もしくは高血圧気味である」
　　→グリチルリチン酸塩（ナトリウムの貯留およびカリウムの排泄を

促進することにより症状を悪化させる）

「心臓疾患がある」

　→ロートエキス、鎮痛・鎮痙剤（ムスカリン様作用により心拍出量が低下する）

「緑内障である」

　→ロートエキス、鎮痛・鎮痙剤、副交感神経遮断成分（眼圧を上昇させる）

「6ヵ月以内に原因不明の体重減少があった」

　→H_2受容体拮抗剤（他の病気の症状を隠蔽する恐れがある）

【飲み合わせの相互作用が考えられる主な薬剤】

①利尿剤→カンゾウ（低カリウム血症を誘発する恐れがある）

②抗ヒスタミン剤→抗コリン剤（薬剤の作用を増強する）

③テオフィリン、ワルファリン、内服の抗生物質、駆虫剤→シメチジン（併用薬の作用を増強させる恐れがある）

　次の薬剤を使用中の場合、副作用により胃粘膜傷害、胃痛、腹痛、悪心、嘔吐が生じる可能性のあることから、医療機関の受診を勧める。

　①非ステロイド性抗炎症薬（NSAIDs）　②総合感冒薬　③内服ステロイド剤　④内服抗生物質　⑤硫酸鉄　⑥内服抗真菌剤（グリセオフルビン）　⑦糖尿病用剤　⑧ビスホスホネート製剤　⑨経口避妊剤

2　既往歴・年齢などからの判断

以前、何らかの病気にかかったことはありますか？

　次のような疾患・既往歴がある場合は器質的な疾患が疑われることから、医療機関の受診を勧める。

　①がん、潰瘍などの既往歴　②消化管からの出血　③黄だん　④脂肪やアルコールの摂取により誘発される腹痛

〈年齢に関する注意点〉

15歳未満の小児および80歳以上の高齢者：H_2受容体拮抗剤を服用することで症状を悪化させる可能性があることから、使用の可否については医師に相談する。

高齢者：ロートエキス、副交感神経遮断剤、グリチルレチン酸40mg以上/日もしくはカンゾウ1g以上/日を使用する場合は、口渇、便秘、排尿困難、緑内障などの症状・疾患を招く可能性があることからできるだけ避ける。

3 妊産婦に対する判断

妊娠もしくは授乳中ですか？

「妊娠2〜4ヵ月である」

すべての成分について投与を禁忌（この期間は薬を服用できない）。

「妊娠または妊娠している可能性がある」

ロートエキス、H_2受容体拮抗剤の投与を禁忌とする。また、動物で胎児毒性が確認されているウルソデオキシコール酸については、できるだけ避け、使用の可否については医師に相談する。

「授乳している」

次の成分については授乳中の服用を避けるか、服用する場合は授乳を行わないようにする（原則、使用前には医師へ要相談）。

①ロートエキス（母乳が出にくくなるケースがある）

②シメチジン、臭化メチルオクタトロピン（乳汁中に成分が移行する恐れがある）

コラム Column　生活習慣などによる増悪因子について

日常生活において、次の事項にあてはまる患者に対しては、注意するよう指導する。

①暴飲暴食や不規則な食生活　②刺激物、脂肪過多、甘いものの過食　③寝不足　④ストレス　⑤喫煙　⑥過度の飲酒　⑦加齢　⑧ヘリコバクター・ピロリ菌感染

4 止瀉・整腸薬

🔵 薬の作用や選択の基準

止瀉・整腸薬は、食あたり、水あたりなどから起こる下痢や軟便、腹部膨満感などを改善し、便通を整えることを目的とした医薬品である。

腸粘膜の収れん、腸内殺菌、吸着、整腸生菌類のほか、腸管の運動を低下させるロペラミド塩酸塩や、消化管の運動を調節するトリメブチンマレイン酸塩など、多くの配合成分があり、原因や症状に合わせて薬剤を選択する。

| 適切な薬を販売するための | 下痢・軟便症状を訴える患者へのSTEP式アプローチ |

STEP 1 OTC薬が適切かの見極め

1 症状からの見極め

> どんな具合ですか？

OTC薬の使用が推奨されるのは、発熱・吐き気などの症状を伴わず、血液や粘液などが便中に確認されない、非感染性で急性のタイプ。要するに、暴飲暴食やストレスからの「運動亢進性下痢」、病原微生物の毒素や食物アレルギーからの「分泌性（滲出性）下痢」などの場合となる。

こうしたことから、次のようなケースでは、医療機関の受診を勧めることが望ましい。

「激しい腹痛や吐き気などを伴う急性の下痢である」

→食中毒など細菌性の下痢の可能性がある。

「発熱を伴う下痢である」

→細菌性食中毒による感染性腸炎や、虚血性大腸炎ほか重篤な疾患からの可能性がある。

「便に血液や粘液が混入している」

→腸管出血性大腸菌（O157など）や赤痢菌などの感染、潰瘍性大腸炎、クローン病などの炎症性疾患、大腸がんなどの可能性がある。

「症状が慢性的で下痢と便秘を繰り返す」

→過敏性腸症候群の可能性がある。

2 疾患・服用薬などからの判断

治療中の病気や使用している薬などはありますか？

次のような疾患や使用中の薬がある場合、全身性の疾患に伴う症状や、薬による副作用の可能性があることから、医療機関への受診を勧める。

【下痢を伴う主な全身性疾患】

　①甲状腺機能亢進症　②過敏性腸症候群　③糖尿病　④炎症性腸疾患（潰瘍性大腸炎、クローン病）　⑤乳糖不耐症

【薬剤性の下痢・腸炎の原因となる主な薬剤など】

・経口避妊剤

・骨粗しょう症治療薬（ビスホスホネート製剤）

・マグネシウム製剤

・下剤の常用

下痢・軟便症状を訴える患者へのSTEP式アプローチ

STEP **2**　　**適切なOTC薬の選択**

気になる症状はな
んですか？

　発症時期や便の性状、食生活などのヒアリングをもとに、OTC薬
に含まれる成分の作用や特徴をふまえ、適切な薬を選ぶ。

● 止瀉・整腸薬の主な有効成分と作用

使用目的（症状）	薬効分類	主な成分名称	主な作用・適応など
止瀉剤	殺菌成分	アクリノール	腸内細菌（ブドウ球菌、大腸菌）に対し、優位な殺菌作用を持つ
		ベルベリン塩化物	腸内細菌叢を正常に保ち、有害アミン類に拮抗して便の悪臭を除去
		クレオソート	防腐・殺菌作用を有する
	収れん成分	タンニン酸アルブミン	腸粘膜のたんぱく質と結合して不溶性の膜を形成し、腸粘膜の保護、抗炎症に働く
		タンニン酸ベルベリン	腸粘膜の収れん作用、腸内殺菌作用を有す。苦みがなく飲みやすい
	吸着成分	ケイ酸アルミニウム、カオリン	物理的に腸管粘膜に吸着して保護する
		ペクチン	多糖類で、粘膜保護作用を有する
		薬用炭	物理的な吸着作用を有する
	被覆成分	沈降炭酸カルシウム、乳酸カルシウム、リン酸カルシウム	緩和な吸着作用を有する
	生薬成分	オウバク	収れん・抗菌・抗炎症作用を有する
		オウレン	整腸・解熱・収れん・抗菌作用を有する

止瀉剤	腸管運動抑制成分	ロートエキス	腸の異常な収縮運動を抑制し、腸管への水分分泌を抑える
		ロペラミド塩酸塩	蠕動運動（下部消化管）と消化管からの水分・電解質分泌を抑制
		トリメブチンマレイン酸塩	自律神経に作用し、消化管運動を、低下時は亢進的に、亢進時は抑制的に調整する
整腸剤	整腸生菌成分	乳酸菌（ビフィズス菌、フェカリス菌、アシドフィルス菌）	乳酸菌製剤。腸内で乳酸を生成し、悪玉菌の発育を抑制する
		酪酸菌、宮入菌（ラクボン原末）	酪酸菌製剤。腸内で酪酸を生成し、悪玉菌の発育を抑制。宮入菌は過敏性腸症候群の改善作用・O157の毒素産生抑制作用を持つ
		乾燥酵母	9種類の必須アミノ酸を含み、整腸作用を補助する
	生薬成分	オウバク	腸管内の水分分泌を抑制する
		ゲンノショウコ	腸管運動抑制・粘膜修復作用あり
		アセンヤク	収れん・止血作用を有する
		ケイヒ	鎮静作用を有する
		カンゾウ	膵液の分泌を促進する
	ビタミン類	ビタミンB₂、B₆、B₁₂	低下した体力を補う作用を有する。B₂、B₆は乳酸菌の生育を助ける働きを持つ
その他	胆汁促進成分	ウルソデオキシコール酸	消化酵素や消化液の分泌を促進させる働きを持つ
	消泡成分	ジメチルポリシロキサン	腹部膨満感の原因となるガス気泡の排泄を促進する

〈乳酸菌の主な働き〉

・ビフィズス菌…小腸下部から大腸に常在。乳酸と酢酸を生成して整腸効果を高める。

・アシドフィルス菌…主に小腸に常在し、乳酸を生成して腸内菌叢の

乱れを整える。

・フェカリス菌…主に小腸に常在し、速効的に増殖し悪玉菌の増殖を抑制する。

〈下痢の種類と原因から適した成分を選択する〉

● 下痢の種類および背景と選択すべき主な成分

種類	腸内の状態	原因・背景など	選択すべき主な成分
浸透圧性	消化吸収の障害 (腸管内の炎症や難吸収の溶質などにより腸内容物が吸収されない)	乳糖不耐症、暴飲暴食、腐敗物の摂取(腹部が張り、ガスが出やすい)など	◎整腸生菌成分 ○収れん成分※ ○消化酵素 ○ビタミン ○生薬成分
運動亢進性	腸管運動の亢進 (副交感神経が緊張している状態で、腸の運動機能が通常よりも亢進することで起こる)	ストレス、腐敗物の摂取(腹部が張り、ガスが出やすい)、暴飲暴食、生理痛、強い下痢で下腹部痛を伴う、過敏性腸症候群(腹痛・腹部不快感)、炎症性腸疾患など	◎腸管運動抑制成分 ○収れん成分 ○整腸生菌成分 ○胆汁分泌促進成分 ○ビタミン ○生薬成分
分泌性 (滲出性)	分泌の亢進 (小腸粘膜からの水分分泌異常により起こる)	食あたり・水あたり、食物アレルギー、病原微生物の毒素、慢性的な下痢・軟便、生理痛を伴う	◎殺菌成分 ○吸着成分 ○整腸生菌成分 ○生薬成分

◎は第一選択成分
※アルブミンは牛乳カゼインから作られているため、乳糖不耐症や牛乳で下痢しやすい人は本成分を控える。

STEP 3　避けるべき成分の判断

1　疾患・既往歴などからの判断

治療中の病気や過去
にかかった病気など
はありますか？

　次のケースでは、各症状等に対応する成分の投与により、病状悪化の可能性があるため、投与禁忌もしくは使用の可否について医師に相談する。

「腎臓疾患で透析療法を受けている」

　　→アルミニウム含有製剤（アルミニウム脳症、アルミニウム骨症を
　　　発現する可能性がある）

　　→グリチルレチン酸含有製剤（大量服用により症状悪化の恐れがあ
　　　る）

「牛乳にアレルギーがある（あった）」

　　→タンニン酸アルブミン含有製剤（牛乳カゼイン由来のためショッ
　　　クの可能性がある）

「出血性大腸炎、細菌性の下痢もしくはそれらの可能性がある」

　　→ベルベリン塩化物、タンニン酸ベルベリン、ロペラミド塩酸塩、
　　　ビスマス塩類、タンニン酸アルブミン

「胃腸薬関連の薬に、発疹・発赤、かゆみ、浮腫などの過敏症状を起こしたことがある」

　　→タンニン酸アルブミン含有製剤（薬剤に対するアレルギー体質の
　　　可能性がある）

「高血圧、心臓病、腎臓病である」

　　→グリチルレチン酸40mg以上／日（偽アルドステロン症、ミオパチ
　　　ーを誘発する）

「緑内障である」

→ロートエキス含有製剤（眼圧を上昇させる）

「前立腺肥大もしくはその傾向がある」

→ロートエキス含有製剤（抗コリン作用により排尿困難を生じる可能性がある）

「肝臓の疾患もしくは肝機能の低下傾向がある」

→トリメブチンマレイン酸塩（肝機能障害誘発の恐れがある）

2 薬剤・年齢・性別などからの判断

> ほかに使用している薬などはありますか？

　次の成分を服用中の場合、対応した成分は作用の重複や相互作用があることから、投与禁忌もしくはできるだけ避ける。

〈禁忌とする成分〉

鎮痛鎮痙成分含有の胃腸薬

→ロートエキス含有製剤（成分重複の可能性があるため）

〈相互作用の点から避けることが望ましい成分〉

テトラサイクリン系抗生物質、ニューキノロン系抗菌剤

→アルミニウム、マグネシウム含有製剤（吸収を阻害する）

抗ヒスタミン剤

→抗コリン剤（抗コリン作用を増強する）

ジゴキシン

→抗コリン剤（ジゴキシンの中毒作用を発現する恐れがある）

ケイ酸アルミニウム、タンニン酸アルブミン

→ロペラミド塩酸塩（薬剤が吸着され作用が減弱する）

ロペラミド塩酸塩、鉄剤

→タンニン酸アルブミン（作用が減弱する）

〈年齢・性別に関する注意点〉

乳児・小児：脱水状況になりやすいため十分な水分補給を行う（ただし、市販のイオン飲料は水様便になりやすいことから勧めない）。ロペラミド塩酸塩は15歳未満での安全性が未確立のため使用しない。嘔吐や意識障害の場合は早急に医療機関を受診させる。

高齢者：脱水症状が命に関わるケースが多いため、水様性の分泌性下痢については水分補給を十分行うようにする。また、生理機能の低下が考えられることから、特にロートエキス、ロペラミド塩酸塩、ベルベリン含有製剤、タンニン酸アルブミン、カルシウム製剤を用いる場合は慎重に行う。

女性：月経初期はプロスタグランジンの関与で下痢を伴いやすいが、黄体ホルモン分泌時期には便秘に移行しやすい。妊娠時は種々のストレスによる神経性の下痢が見られることがある。

3 妊産婦に対する判断

妊娠もしくは授乳中ですか？

「妊娠2～4ヵ月の妊婦である」

すべての成分について投与を禁忌とする（この期間は薬を服用できない）。

「妊娠している、もしくはその可能性がある」

安全性が確立されていないことから、ロートエキス、ビスマス含有製剤の投与を禁忌とする。

「出産の3ヵ月前から出産直前の時期の妊婦である」

基本的にこの期間の薬剤の投与は慎重な対応をとる必要がある。特に動物で胎児毒性のあるウルソデオキシコール酸や、乳汁の分泌を抑制するロートエキスは、できるだけ避ける。

「授乳している」

ロートエキスは、母乳に移行して乳児の頻脈を招いたり、母乳の出を悪くすることがあるため、授乳中は服用しないか、もしくは服用中は授乳を避ける。

コラム Column 「下痢は生体の防御反応」

　下痢は、不要・有害なものを体外へ排泄させる、生体が持つ防御反応である。つまり止瀉効果が強すぎた場合、便秘や腸内環境の悪化、ひいては別の病状を誘発する要因にもなるといえる。

　こうしたことから、止瀉剤の服用期間は3日間が限度、整腸剤についても1ヵ月を目安とするのが望ましい。

　とはいえ、高齢者や小児に関しては、生命に関わる脱水症状や電解質異常を引き起こす危険性があることから、慎重な対応が必要となる。

5 便秘薬

薬の作用や選択の基準

便秘薬は、便の排泄を促進させ、便秘に伴う肌荒れや吹き出物、腹部膨満感、頭重、のぼせなどの症状を緩和・改善することを目的とした薬である。

便秘薬には、腸管へ直接・間接に刺激を与えるもの、糞便の含水率を高めるものなどがあり、原因や症状に合わせて薬剤を選択する。

適切な薬を販売するための 便秘症状を訴える患者へのSTEP式アプローチ

STEP 1 OTC薬が適切かの見極め

1 症状からの見極め

どんな具合ですか？

OTC薬での対応が推奨されるのは、常習性便秘が基本。排便の回数や便量ならびに性状、また、排便痛・肛門痛の有無、生活習慣、さらには既往歴、随伴症状などを確認し、便秘のタイプを見極める。二次性便秘が疑われる場合は医療機関の受診を勧める。

〈常習性便秘とは？〉

特発性便秘とも呼ばれ、急性と慢性に大別される。

・**急性**…一過性の単純性便秘で、妊娠中や旅行先、ダイエット中に起こりやすい。また、朝食を抜くことが多かったり、水分や食物繊維の摂取不足も要因のひとつとなる

・**慢性**…主に次の3タイプに大別される。

1. **弛緩性便秘**…大腸の蠕動運動低下などから、必要以上に糞便の水分が再吸収されることで起こる。便は少量で太く硬い。

2. **痙攣性便秘**…副交感神経の異常により糞便のスムーズな輸送が障害されて起こる。便は兎糞状で少量。

3. **直腸性便秘**…直腸での排便反射機能障害から便が直腸壁を刺激し、排便が滞る。便は途切れやすく硬い。

〈二次性便秘とは？〉

　大きく器質性便秘と症候性便秘に分けられる。前者はヘルニアや大腸がんなどの大腸・直腸・肛門の障害から起こるもので、後者は甲状腺疾患や糖尿病といった内分泌系や代謝性の疾患などから起こる。腹痛や頭痛・めまい、倦怠感、粘血便などの随伴症状や、長期にわたる便秘の場合は二次性便秘が疑われることから、医療機関への受診を勧める。

2 **疾患・服用薬などからの判断**

治療中の病気や使用している薬などはありますか？

　次のような疾患や使用中の薬がある場合、全身性の疾患に伴う便秘や、薬による副作用の可能性があるため、原則、医療機関への受診を勧める。

【便秘を伴う主な全身性疾患】

　①甲状腺機能低下症　②糖尿病（血液透析中）　③炎症性腸疾患（潰瘍性大腸炎、クローン病）　④子宮筋腫、卵巣嚢腫

【便秘の原因となる主な薬剤】

　①抗コリン剤（ブチルスコポラミン臭化物）　②鎮咳去痰薬　③制酸剤（アルミニウムを含む製剤、H_2受容体拮抗剤、プロトンポンプ阻害剤）　④鉄剤　⑤下剤の常用

注）①〜⑤の薬剤は、いずれもOTC薬の自己判断による常用のケースも少なくな

いことから、可能であれば薬剤の服用を中止もしくは減量するよう勧める。

STEP 2　適切なOTC薬の選択

気になる症状はなんですか？

主な症状や、その強弱、体質、生活習慣（食事）などのヒアリングをもとに、OTC薬に含まれる成分の作用や特徴をふまえ、適切な薬を選ぶ。

● 便秘薬の主な有効成分と作用

使用目的（症状）	薬効分類	主な成分名称	主な作用・適応など
緩下剤	刺激性	センノシド	いずれもセンノシドA・B、アントラキノン誘導体を生成する生薬。腸内細菌の作用によりレインアンスロンが生成し、胆汁で分解され大腸粘膜を刺激することで蠕動運動を亢進させる
		センナ／センナ実（センナ果）	
		アロエ	
		ダイオウ	
		ピコスルファートナトリウム	大腸細菌叢で加水分解されて生成したジフェノール体が大腸粘膜を刺激
		ビサコジル	小腸から吸収されて細菌で加水分解され、蠕動運動を亢進し、排便反射を刺激する。結腸腔内での便からの水分再吸収抑制にも働く

		酸化マグネシウム	半透膜である腸粘膜はマグネシウムイオン、硫酸イオンが腸壁から吸収されにくく、腸内に各塩類の溶液が到達すると体液と等張になるよう水分が腸管内に移行し、腸内の水分量が増加する。これにより蠕動運動が亢進する作用を利用している。習慣性は低いが、電解質異常に注意する
緩下剤	塩類系	硫酸マグネシウム、硫酸ナトリウム	
		水酸化マグネシウム	
	膨潤性	カルボキシメチルセルロースカルシウム／ナトリウム	摂取水分により腸内でコロイド溶液となって便に浸透し、容積を増大させ腸壁に刺激を与えて排便を促す。プランタゴオバタ種皮には食物繊維も多く含まれる
		プランタゴオバタ種皮	
	浸潤性	ジオクチルソジウムスルホサクシネート	界面活性作用によって便の表面張力を低下させることで水分を浸潤しやすくし、便を軟化する
	生薬成分	コウボク	食欲不振や腹部膨満、腸内の異常発酵などを抑える
		カンゾウ	鎮痛緩和作用により腹痛や痔などによる不快感を抑制
		ケツメイシ	整腸作用により便秘を改善する
		サンキライ	肌荒れ、吹き出物の解消に働く
		センキュウ	血液の循環を改善し、貧血症、冷え症、月経不順、のぼせ、頭重を緩和
		シャクヤク	胃腸の運動を促進させる
峻下剤	刺激性成分	ヒマシ油類	生成するリシノール酸ナトリウムが小腸の運動を亢進させ、ナトリウムイオン、塩素イオン、水分の吸収を阻害し、水分と電解質の分泌を亢進
		グリセリン	直腸内の水分を吸収し、腸管の蠕動運動を亢進。また浸透作用から便を軟化・潤滑化させる
その他		マルツエキス	麦芽糖の発酵作用により便通をおだやかに整える。乳幼児のみに適応

	炭酸水素ナトリウム	炭酸ガスを発生し、腸の運動を促進
	無水リン酸二水素ナトリウム	炭酸ガスの発生をサポートする
その他	ビタミンB_6	便秘に伴う肌荒れの改善に働く
	ビタミンB_1	蠕動運動など腸の働きを助ける
	パントテン酸カルシウム	腸内環境を整え、腸管の運動を促進。弛緩性便秘に有効

【成分による緩下作用の強弱】

　緩下剤の刺激性便秘薬の効果はビサコジルが最も強く、生薬成分やピコスルファートナトリウムは比較的ゆるやかとなる。基本的に、便秘薬の服用は作用のマイルドなものから始め、効果を見つつ、適宜、効き目の強い薬剤選択へと移行していくことが望ましい。

● 便秘の種類と適した便秘薬のタイプ

	弛緩性便秘	痙攣性便秘	直腸性便秘
刺激性	○	基本的に避ける	◎
塩類系	◎	◎	◎
膨潤性	◎	◎	◎
浸潤性	○	◎	○
峻下剤	△	―	◎

※効果的なものから順に◎、○、△となる。

STEP **3**　避けるべき成分の判断

1　疾患・既往歴などからの判断

治療中の病気や過去
にかかった病気など
はありますか？

　次のケースでは、各症状等に対応する成分の投与により、病状悪化の可能性があるため、投与禁忌もしくは使用の可否について医師に相談する。

「透析療法を受けている」

　→アルミニウム含有製剤（アルミニウム脳症、アルミニウム骨症を発症した報告がある）

「激しい腹痛または悪心、嘔吐がある」

　→刺激性下剤、膨潤性下剤、硫酸ナトリウム含有製剤

「ナフタリンなどの脂溶性駆虫剤や殺そ剤を誤飲した」

　→ヒマシ油（上記物質の吸収を捉進させる可能性がある）

「肛門亀裂、潰瘍性痔核がある」

　→ビサコジル含有製剤（症状を悪化させる可能性が高い）

　次のケースでは、各症状等に対応した成分により作用の重複や相互作用を起こす可能性があるので、できるだけ避ける。

「高血圧、心臓病である」

　→グリチルレチン酸40mg/日（ナトリウムの貯留およびカリウムの排泄促進が起こり、浮腫、高血圧、低カリウム血症などが発症し、現疾患が悪化する恐れがある）

「腎臓病である」

　→マグネシウム含有製剤、硫酸ナトリウム（腎機能低下による排泄遅延から、過剰なイオンが体内貯留する可能性がある）

「食品や薬ほか何らかのアレルギーがある（本人または家族）」
　→センノシド、センナ、ダイオウを含有する製剤（アレルギー症状
　　を誘発する）

「むくみが取れないか、悪化している」
　→グリチルレチン酸40mg以上/日またはカンゾウ1g以上/日（症状
　　を悪化させる）

「下痢が続いている、もしくは悪化している」
　→マグネシウム塩含有製剤（症状を悪化させる）

2 薬剤・年齢などからの判断

ほかに使用している薬
などはありますか？

　次の成分を服用・摂取することで、作用の重複や相互作
用があることから、できるだけ避けるようにする。

・テトラサイクリン系抗生物質、ニューキノロン系抗菌剤
　→マグネシウム含有製剤（薬剤の吸収を阻害する）
・鉄剤
　→マグネシウム含有製剤（鉄剤の吸収・排泄作用に影響を与える）
・制酸剤・牛乳
　→ビサコジル（腸溶性のため同時服用により効果が減弱する）
・胃腸薬・鎮暈剤
　→ロートエキス、副交感神経遮断成分（成分の重複により副作用が
　　強く出る可能性がある）

〈年齢に関する注意点〉

乳幼児：浣腸剤使用の際は、瀉下作用により脱水症状を起こしやすい
ため、使用量を控える。

高齢者：グリチルレチン酸の使用による低カリウム血症や、グリセリ
ン、ヒマシ油の使用で体重減少・脱水症状などを起こす可能性があ
る。また、生理機能が低下しているため、塩類下剤製剤、センナ、
ピコスルファートナトリウムの使用で症状が悪化する可能性がある。

3 妊産婦に対する判断

「妊娠2～4ヵ月もしくは妊娠後期である」

　すべての成分について投与を禁忌とする（この期間は薬を服用できない）。

「妊娠または妊娠している可能性がある」

　骨盤内の充血を引き起こすセンナ、センノシドA・Bなどのアントラキノン誘導体を成分とする製剤やアロエなど、さらに安全性が確立されていない刺激性下剤全般、また大量投与で子宮収縮の誘発から早流産の恐れがある硫酸ナトリウム、ビサコジル、センノシド、カルボキシメチルセルロースナトリウムは投与禁忌。硫酸マグネシウムも、胎盤通過による新生児の高マグネシウム血症についての安全性が未確立のため使用しない。また、子宮に過度の刺激を与えることから早流産誘発の危険性がある浣腸剤、グリセリン、ヒマシ油も服用を避ける。

「授乳している」

　センノシド、センナ、ダイオウ、カサンスラノール含有製剤、ヒマシ油は、母乳に移行して乳児が下痢を起こす可能性があるため服用を避けるか、服用中は授乳を行わない。

| コラム
Column | 「便秘改善のために伝えたい "生活習慣ポイント"」 |

運動…弛緩性便秘には腹筋が効果的。腹筋の力を強化することで腸の弛緩が改善され、便を押し出す力が高まる。

食事…食物繊維や乳酸菌を含む食材の摂取を心がける。特にごぼう、キムチ（発酵させてあるもの）、ヨーグルト、漬物（浅漬けを除く）などがおすすめ。

習慣…朝食を食べる。ダイエットなどで過度に食事量を減らさない。便意を我慢しない。こうした心がけにより、体は正しい排便のリズムを取り戻していく。

鎮咳去痰薬

💊 薬の作用や選択の基準

　せきは、気管や気管支の異変や異物を排除するために生体が起こす反射的な反応である。ほこり・ちりなどの異物や冷気・刺激性気体などの吸引による刺激が中枢神経を伝わり、延髄の咳嗽中枢の働きによって引き起こされる。

　また、呼吸器官へのウイルスなどの感染、空気の汚い環境、たばこの吸い過ぎなどからもせきは起こるが、この場合、間接的に生じるたんもせきの原因となる。

　鎮咳去痰薬はせきを鎮め、たんの切れをよくし、さらにぜんそく症状の緩和をも目的とした医薬品の総称である。病態や患者のニーズに合わせ、錠剤、カプセル剤、顆粒剤、散剤、シロップ剤、トローチ剤ほかさまざまな剤形がある。

適切な薬を販売するための　せき症状を訴える患者へのSTEP式アプローチ

STEP 1　OTC薬が適切かの見極め

1 症状からの見極め

どんな具合ですか？

　次のようなケースでは、医療機関の受診を勧める。
「3週間以上継続してせきが止まらない」
　→気管支ぜんそく、慢性閉塞性肺疾患（COPD）、アレルギー性鼻炎ほか、肺結核や肺がんなどの可能性がある。
「熱（体温）が38度5分以上ある」

→インフルエンザを含むかぜ症候群や気管支炎などの疾患が疑われる。

2 疾患・服用薬などからの判断

治療中の病気や使用している薬などはありますか？

次のような薬を服用中の場合、薬自体がせきの原因となっている可能性があることから、医療機関への受診を勧める。

【せきの原因となる可能性のある主な薬剤】

①高血圧治療薬（ACE阻害剤、βブロッカーなど）　②吸入ステロイド剤　③非ステロイド性抗炎症薬（NSAIDs）

適切な薬を販売するための

せき症状を訴える患者へのSTEP式アプローチ

STEP 2 適切なOTC薬の選択

気になる症状はなんですか？

せきの仕方やのどの状態、せき以外の症状などのヒアリングをもとに、OTC薬に含まれる成分の作用や特徴をふまえ、適切な薬を選ぶ。

● 鎮咳去痰薬の主な有効成分と作用

使用目的（症状）	薬効分類	主な成分名称	主な作用・適応など
せき	中枢性麻薬性鎮咳成分	コデインリン酸塩水和物	延髄の咳嗽中枢抑制により鎮咳作用を呈する
		ジヒドロコデインリン酸塩	
	中枢性非麻薬性鎮咳成分	デキストロメトルファン臭化水素酸塩	
		チペピジンヒベンズ酸塩	

せき	中枢性非麻薬性鎮咳成分	ノスカピン	気管支平滑筋に直接働き、軽度の気管支拡張作用および素早い鎮咳作用を示す
	向筋性鎮痙成分（キサンチン系成分）	テオフィリン	酵素活性阻害によりcAMP濃度を高め、気管支収縮物質の遊離を阻止することで気管支拡張・鎮咳に働く
		ジプロフィリン	
		アミノフィリン	
	気管支拡張成分	dl-メチルエフェドリン塩酸塩	β受容体を刺激し、気管支を拡張。呼吸を楽にし、せきを鎮める
		トリメトキノール塩酸塩	
たん・抗炎症	去痰成分	グアヤコールスルホン酸カリウム	視床下部抑制と気管支平滑筋弛緩により鎮咳作用を発揮。気道分泌液の増加によるたんの排出を促進
		グアイフェネシン	
	消炎酵素成分	メチルシステイン塩酸塩	気道粘液溶解作用でたんを出しやすくする
その他	抗ヒスタミン成分	dl-クロルフェニラミンマレイン酸塩	H₁受容体の働きを抑えることにより鼻水・くしゃみなどの症状を緩和する。アレルギー性のせきに効果的
		ジフェンヒドラミン塩酸塩	
		カルビノキサミンマレイン酸塩	
		ジフェニルピラリン塩酸塩	
	消毒殺菌成分	セチルピリジニウム塩化物	咽頭を殺菌・消毒して炎症を抑える
		クロルヘキシジン塩酸塩	
	生薬	マオウ	鎮咳・抗炎症・のどの粘液分泌促進・繊毛運動促進などの作用を持ち、鎮咳・去痰に働く
		セネガ	
		キキョウ	
		キョウニン	
		シャゼンシ	
		カンゾウ	

| その他 | 眠気の抑制 | カフェイン | 中枢神経系興奮作用により、抗ヒスタミン成分による眠気を抑える |
| | | 安息香酸ナトリウムカフェイン | |

〈せきの状態からの判断〉

「コンコン」「コホコホ」といったたんのからまない空ぜき（乾性せき）

　→中枢性鎮咳成分がメインの商品を選ぶ。

「ゴホゴホ」とたんのからむせき（湿性せき）

　→去痰成分、気管支拡張成分がメインの商品を選ぶ。

〈のどの状態からの判断〉

「のどの痛み」や「イガイガした感じ」がある

　→気道に潤いを与えるシロップ剤をメインに、トローチやドロップ、咳嗽薬（うがい薬）も考慮しながら商品を選ぶ。

〈せき以外の症状からの判断〉

「発熱」や「鼻炎」の症状もある

　→総合感冒薬、鼻炎用内服薬といった商品選択も考える。

適切な薬を販売するための　せき症状を訴える患者へのSTEP式アプローチ

STEP 3　避けるべき成分の判断

1　疾患・既往歴などからの判断

次のケースでは病状悪化の可能性が
あるため、各症状等に対応する成分の投与を避ける。

治療中の病気や過去
にかかった病気など
はありますか？

「甲状腺機能障害がある」

　　→*dl*-メチルエフェドリン塩酸塩、マオウ、ジプロフィリン

「糖尿病、心臓病、高血圧のいずれか、あるいは複数が該当」

　　→*dl*-メチルエフェドリン塩酸塩、マオウ

「腎臓疾患がある」

　　→カンゾウ（偽アルドステロン症、ミオパチーを誘発する）

「緑内障である」

　　→抗ヒスタミン成分（眼圧を上昇させる）

「薬の服用後、車の運転や機械類の操作を行う」

　　→抗ヒスタミン剤、コデインを含む成分（眠気を催す可能性が高い）

「便秘もしくは便秘気味である」

　　→コデインリン酸塩水和物、ジヒドロコデインリン酸塩（胃腸の運
　　　動低下作用を示すことから、副作用として便秘を発現させること
　　　がある）

2 薬剤・年齢・性別などからの判断

ほかに使用して
いる薬などはあ
りますか？

　次の成分は重複する可能性があるた
め、できるだけ避ける。

・乗り物酔い薬などキサンチン系製剤含有薬

　　→ジプロフィリン、アミノフィリン、テオフィリン

〈年齢に関する注意点〉

12歳未満の小児：コデインリン酸塩水和物含有製剤、ジヒドロコデイ
　ンリン酸塩含有製剤の服用を避ける。

3 妊産婦に対する判断

妊娠もしくは授乳中
ですか？

「妊娠2〜4ヵ月の妊婦である」

　すべての成分について投与を禁忌とする（この期間は薬を服用でき
ない）。

「妊娠もしくはその可能性がある」「授乳している」

　吸収された成分の一部が乳汁中へ移行することが知られているキサンチン系製剤（アミノフィリン、テオフィリン、カフェインなど）や*dl*-メチルエフェドリン塩酸塩、また、これに加えて、吸収された成分の一部が胎盤関門を通過して胎児へ移行することが知られているコデイン類は服用を避ける。

「中枢性鎮咳薬の分類」

　OTC薬で使用される中枢性の鎮咳成分は、大きく2つに分けられる。1つは麻薬性成分のコデイン類、もう1つはデキストロメトルファン臭化水素酸塩、ノスカピンなどの非麻薬性成分である。

　ただし、麻薬性といってもOTC薬は成分濃度が低いため、法的に取締りの対象となる麻薬としては当然扱われない。むしろ、激しいせきや即効性を考えた場合、鎮咳効果の高い麻薬性成分含有製品の選択は適切な判断といえる。

　一方、非麻薬性はというと、ぜんそくや便秘、排尿困難、口渇のある患者や、こうした症状が現れやすい高齢者などに適した成分といえる。抗コリン作用を有するコデイン類を用いた場合、これらの症状を悪化させる可能性があるからだ。

7 鼻炎薬

薬の作用や選択の基準

鼻炎用のOTC薬は、大きく経口と点鼻の2つに分類される。いずれも基本的には症状を緩和させる作用を持ち、原因そのものを取り除く働きはない。

このためOTC薬の対応範囲は、かぜの随伴症状として現れるケースの多い急性鼻炎（ウイルスや細菌を原因とする鼻粘膜の炎症）および花粉症など季節性のアレルギー性鼻炎となる。逆に慢性および通年性アレルギー性の鼻炎に対しては、OTC薬で一時的に症状を緩和するのではなく、医師の診断に基づいた継続的な治療を受けることが望ましいといえる。

適切な薬を
販売するための **鼻炎症状を訴える患者へのSTEP式アプローチ**

STEP 1 OTC薬が適切かの見極め

1 症状からの見極め

どんな具合ですか？

次のようなケースでは、医療機関の受診を勧める。

「鼻炎症状が一時的でなく、長期的に継続している」

　→慢性鼻炎、通年性のアレルギー性鼻炎の可能性がある。

「鼻水の粘り気が強く、量も多い」

　→慢性の副鼻腔炎の疑いがある。

「1日に11回以上くしゃみの発作が起こる」

「1日に11回以上鼻をかむ」

「鼻閉が強く、長時間の口呼吸もしくは一日中鼻がつまっている」

　→医療用医薬品による治療が必要な状態と判断する。

治療中の病気や使用している薬などはありますか？

2 服用薬・疾患などからの判断

　次のような薬を服用中の場合、薬自体が鼻炎症状の原因となっている可能性があることから、医療機関への受診を勧める。

【鼻炎症状の原因となる可能性のある主な薬剤】

　①抗不安剤　②抗うつ剤　③抗パーキンソン病剤（抗コリン剤）
　④チアジド系利尿剤　⑤降圧剤　⑥エストロゲン製剤

　次の疾患がある場合、製品に含まれる抗ヒスタミン成分ならびに交感神経興奮剤により病状の悪化が懸念されることから、医療機関への受診を勧める。

【抗ヒスタミン成分による悪化の可能性がある疾患】

　前立腺肥大症などによる排尿障害、緑内障、精神神経系疾患

【交感神経興奮剤による悪化の可能性がある疾患】

　前立腺肥大症などによる排尿障害、甲状腺機能障害、心臓病、糖尿病、高血圧

適切な薬を販売するための **鼻炎症状を訴える患者へのSTEP式アプローチ**

STEP **2**　**適切なOTC薬の選択**

気になる症状はなんですか？

各種鼻炎症状についてのヒアリングをもとに、OTC薬に含まれる

成分の作用や特徴をふまえ、適切な薬を選ぶ。

● 鼻炎薬の主な有効成分と作用

使用目的（症状）	薬効分類	主な成分名称	主な作用・適応など
くしゃみ 鼻水 かゆみ	第1世代抗ヒスタミン成分	クロルフェニラミンマレイン酸塩	抗ヒスタミン、抗アレルギーの両作用により、細胞から化学伝達物質が遊離するのを阻害し、鼻水やくしゃみを鎮める。使用の際は眠気などの鎮静作用に要注意
		ジフェニルピラリン塩酸塩	
		カルビノキサミンマレイン酸塩	
	第2世代抗ヒスタミン成分※1（抗アレルギー成分）	フェキソフェナジン塩酸塩（内服）	非鎮静性。車の運転を含め眠気についての制限事項なし。制酸剤（水酸化アルミニウム、水酸化マグネシウム）との併用で作用減弱、またエリスロマイシンとの併用で吸収増大による血中濃度増大に注意。服用回数1日2回
		エピナスチン塩酸塩（内服）	非鎮静性。眠気の発現の可能性から車の運転等は不可。服用回数1日1回
		エバスチン（内服）	非鎮静性。眠気の発現の可能性から車の運転等は不可。注意点として①エリスロマイシン、イトラコナゾールとの併用で血中濃度増大②リファンピシンとの併用で血中濃度低下。服用回数1日1回
		ロラタジン（内服）	非鎮静性。眠気の発現の可能性から車の運転等は不可。エリスロマイシン、シメチジンとの併用で血中濃度上昇の可能性。服用回数1日1回
		ベポタスチンベシル酸塩（内服）	非鎮静性。眠気発現の可能性から車の運転等は不可。服用回数1日2回
		セチリジン塩酸塩（内服）	非鎮静性。眠気の発現の可能性から車の運転等は不可。服用回数1日1回
		アゼラスチン塩酸塩（内服）	軽度鎮静性。眠気の発現の可能性から車の運転等は不可。食物アレルギーから起こるじんましんや、湿疹・かぶれ等にも使用可能。服用回数1日2回

くしゃみ 鼻水 かゆみ	第2世代抗 ヒスタミン 成分※1（抗 アレルギー 成分）	メキタジン（内服）	軽度鎮静性。眠気の発現の可能性から車の運転等は不可。抗コリン作用を有するため緑内障や前立腺肥大の患者には使用不可。抗コリン薬との併用にも注意。服用回数1日3回
		ケトチフェンフマル酸塩（内服・外用）	鎮静性。眠気の発現の可能性から車の運転等は不可。第2世代抗ヒスタミン成分ながら鎮静作用は第1世代と同等に強い。服用回数1日2回
	化学伝達物質（ケミカルメディエーター）遊離抑制成分（抗アレルギー成分）	クロモグリク酸ナトリウム（外用）	ヒスタミン、ロイコトリエン、プロスタグランジンなどのアレルギー誘発物質の放出を抑える
		ペミロラストカリウム（内服・外用）	花粉症には発症前からの服用で症状の発現を抑える。継続的な服用で効果が高まる。眠気についての制限事項なし。ヒスタミンほか化学伝達物質の遊離を抑制
	副交感神経遮断成分	ベラドンナ類	抗コリン作用により鼻汁の分泌抑制に働く
		ヨウ化イソプロパミド	
	ステロイド成分	フルチカゾンプロピオン酸エステル	強力な抗炎症作用を有するアンテドラッグ※2。細胞などからの化学物質放出を抑制する働きから、花粉症など季節性のアレルギー性鼻炎専用の点鼻薬として使用
		ベクロメタゾンプロピオン酸エステル（外用）	
		プレドニゾロン（外用）	抗炎症・抗アレルギー作用に優れたステロイド剤で、局所の発赤・腫脹を抑制。アレルギー性鼻炎もしくは副鼻腔炎による鼻炎症状改善に用いられる。およそ5分で作用発現。効果は5～8時間持続
鼻閉（鼻づまり）	交感神経興奮成分（血管収縮成分）	ナファゾリン塩酸（硝酸）塩	血管平滑筋のα-アドレナリン受容体に作用して毛細血管を収縮させ、鼻粘膜の充血や腫れを修復し、鼻づまりを改善
		テトラヒドロゾリン塩酸（硝酸）塩	
		フェニレフリン塩酸塩	
		プソイドエフェドリン塩酸塩	
かゆみ 腫脹	消炎酵素成分	ブロメライン	鼻粘膜の炎症や腫れを抑える。膿汁の融解・排出を促進。鼻づまりなどを抑制
	抗炎症成分	グリチルレチン酸	鼻粘膜の炎症や腫れを抑える
		サリチル酸メチル	

鼻炎鼻閉など	生薬	カンゾウ	消炎作用を有する
		サイシン	鼻炎・頭痛に効果がある
	生薬	シンイ	鼻炎・蓄膿などから起こる鼻づまりを改善する
		ショウキョウ	新陳代謝の向上により発汗を促し、解熱作用を有する
その他	殺菌成分	ベンゼトニウム塩化物	鼻腔内の殺菌消毒作用を持つ
		ベンザルコニウム塩化物	
	中枢神経興奮成分	カフェイン	鼻炎から起こる頭痛の緩和ならびに抗ヒスタミン剤による眠気防止
	局所麻酔成分	リドカイン	鼻粘膜の知覚神経を麻痺させ、痛み・かゆみを緩和する

※1　第2世代抗ヒスタミン成分の並びは脳内H1受容体占拠率の低い順となる。
※2　アンテドラッグ…作用する部位で効果（活性）が高く、体内で代謝され活性が低くなる薬物。全身的な副作用が局所作用に比べて小さいというメリットがある。

【抗アレルギー成分（内服）の比較】

・セチリジン塩酸塩　Tmax[※]：0.5～1時間　半減期：7.3～10.1時間

・ロラタジン　Tmax：1.3～2時間　半減期：14.6～20.2時間

・エバスチン　Tmax：4.1～5.9時間　半減期：15.6～23.2時間

　※Tmax…最高血中濃度到達時間（薬物の投与後、血中で最高濃度に到達するまでの時間）。

　セチリジン塩酸塩が最も効果が早く現れ、また、エバスチン、ロラタジンの効果持続時間が比較的長いとされています。

【眠気の発現について】

　ケトチフェンフマル酸塩は、第一世代抗ヒスタミン剤と同等に高い脳内受容体占拠率から鎮静作用が強力。眠気の副作用も強く発現する。

〈優位な症状からの判断〉

　「くしゃみ・鼻水がメイン」→内服薬をメインに製品を選ぶ。

　「鼻閉（鼻づまり）がメイン」→点鼻薬をメインに製品を選ぶ。

「すべての鼻炎症状が現れる」→内服・点鼻の併用も視野に入れた製品選択を行う。

● 配合成分による症状改善の効果度

タイプ	成分名	くしゃみ・鼻水	鼻づまり
内服薬	抗ヒスタミン剤	◎	○
	交感神経興奮剤	○	○
	抗コリン剤	◎	×
点鼻薬	ステロイド剤	◎	◎
	抗ヒスタミン剤	◎	○
	血管収縮剤	×	◎
	局所麻酔剤	△	×
	抗アレルギー剤	○	△

※効果が高いものから◎、○、△の順となる。

〈服用後の行動からの判断〉

「車の運転や機械類の操作をする」

→全身性作用の少ない点鼻薬での治療を勧める。

適切な薬を販売するための　鼻炎症状を訴える患者へのSTEP式アプローチ

STEP 3　避けるべき成分の判断

1 疾患・既往歴などからの判断

治療中の病気や過去にかかった病気などはありますか？

次の各症状等に対応する成分の投与は病状悪化の可能性があるため、原則として医療機関の受診を勧める。

【内服薬について〜投与禁止（禁忌）】

「緑内障」「前立腺肥大等による尿路閉塞性疾患」

　　→ジフェンヒドラミン塩酸塩、クロルフェニラミンマレイン酸塩、
　　　メキタジン（抗コリン作用による症状悪化の可能性あり）

「前立腺肥大による排尿困難」「高血圧」「心臓病」「甲状腺機能障害」
「糖尿病」

　　→プソイドエフェドリン塩酸塩、ナファゾリン塩酸塩、テトラヒド
　　　ロゾリン塩酸塩

【内服薬について〜できる限り避ける（慎重投与）】

「心臓病」「高血圧」「腎臓病」

　　→グリチルリチン酸40mg/日以上もしくはカンゾウ1g/日以上

「肝臓病」「血液の凝固異常」

　　→ブロメライン

「心臓病」「甲状腺機能障害」「糖尿病」

　　→抗コリン成分、血管収縮成分

「腎臓病」

　　→メキタジン、ベポタスチンベシル酸塩

【ステロイド点鼻薬について〜投与禁止（禁忌）】

「患部が化膿している」

　　→OTCのステロイド配合製品すべて（化膿部位を悪化させる可能
　　　性あり）

「1年のうちステロイド点鼻薬（他のステロイド剤の使用期間を含む）
を3ヵ月を超えて使用」

　　→フルチカゾンプロピオン酸エステル、ベクロメタゾンプロピオン
　　　酸エステル

【ステロイド点鼻薬について～できる限り避ける（慎重投与）】

　以下、OTCのステロイド配合点鼻薬に共通の事項となる。

「アレルギーの治療を受けている（減感作療法など）」

　　→治療の効果が上がらない。

「頭や額、頬などに痛みがあり、黄色・緑色などの鼻汁がある（感染性副鼻腔炎）」「肥厚性鼻炎」「鼻ポリープ」

　　→他の治療が必要となる。

「明確に季節性のアレルギー症状か判断が困難」

　　→通年性アレルギーの場合は医師の治療が必要となる。

「長期もしくは大量の全身的なステロイド療法を受けている」

　　→薬の作用が低下することがある。

　以下のアレルギー症状がある場合、対応成分の投与を避ける。

「クロルフェニラミンマレイン酸塩、クロモグリク酸ナトリウム、プソイドエフェドリン塩酸塩、カフェインなどの薬によるアレルギーがある」

　　→アレルギーの原因が疑われる成分を避ける（これらの成分は特に
　　　重篤な症状を起こす可能性があるので、明確にアレルギーがある
　　　者には投与禁忌とする）。

2 薬剤・年齢・性別などからの判断

ほかに使用している薬などはありますか？

　次の薬剤・成分などは作用の重複や相互作用の可能性がありうることから、できるだけ避ける。

・睡眠剤、鎮静剤、抗不安剤、アルコール、内服ステロイド剤
　　→抗ヒスタミン成分

・キサンチン系製剤、中枢興奮剤、H₂ブロッカー（シメチジン）
　　→カフェイン

・抗ヒスタミン剤および抗ヒスタミン成分を配合したOTC薬（かぜ薬、せき止め、乗り物酔い止め薬など）

→抗ヒスタミン成分
・抗コリン剤および抗コリン剤を配合したOTC薬（胃腸薬、便秘薬
　など）
　　→抗コリン成分

〈年齢に関する注意点〉

18歳未満の患者：小児による長期・大量の使用で発育障害の恐れがあ
　るため、ベクロメタゾンプロピオン酸エステルの服用を避ける

15歳未満の小児：小児等に対する安全性が確立していないため、ベポ
　タスチンベシル酸塩、フルチカゾンプロピオン酸エステルの服用を
　避ける。

高齢者：ステロイド点鼻薬を使用すると作用の発現が強く、鼻腔が乾
　燥しやすいため、できるだけ避ける。

3 妊産婦に対する判断

妊娠もしくは授乳中
ですか？

「妊娠もしくはその可能性がある」

　すべての成分について、胎児への影響が特に出やすい妊娠初期（16
　週以内）は、原則、薬を服用しないようにする。とりわけクロモグ
　リク酸ナトリウムの過量な服用は避ける。

「授乳している」

　抗ヒスタミン剤全般、ジフェンヒドラミン、ロートエキス、メチル
　エフェドリン、カフェイン類など、乳汁中へ移行することが知られ
　ている成分は避ける。

コラム
Column
　　「点鼻薬を使用する期間の自安について」
・クロモグリク酸ナトリウム含有製品…3日
　　花粉症など季節性のアレルギー症状を改善する同成分を3
　　日以上使用しても効果がない場合、鼻炎症状がアレルギーに
　　よるものでない疑いがあることから、医療機関への受診を勧

める。

・血管収縮剤（ナファゾリン、テトラヒドロゾリン等）配合
　製品…3日から1週間

　2週間以上となる長期の使用や、目安となる使用期間内で
も特に頻回に使用した場合、過度の血管収縮による反跳性の
鼻閉（鼻づまり）を起こす恐れがある。

眼科用薬

薬の作用や選択の基準

眼科用薬は目の疲れやかすみ、かゆみなど一般に自覚できる眼の不調の緩和に用いる外用薬で、点眼薬、洗眼薬、コンタクトレンズ装着液などがある。

中でも点眼薬は、一般用医薬品の場合、主な配合成分から大きく「人工涙液」「一般点眼薬」「抗菌性点眼薬」「アレルギー用点眼薬」に分類される。

基本的にOTC薬の使用は、外眼部の異常による眼の表面の軽度な症状（「疲れ目」「結膜充血」「結膜炎」「目の乾き」など）に対して推奨される。

適切な薬を販売するための 目の症状を訴える患者へのSTEP式アプローチ

STEP 1 OTC薬が適切かの見極め

---

1 症状からの見極め

どんな具合ですか？

次のようなケースでは、医療機関の受診を勧める。

「激しい目の痛み・かすみがある」

→急性緑内障、角膜潰瘍、眼球の外傷等を生じている可能性がある。

「強い目のかすみ、視力の異常、目の外観・感覚の変化がある」

→目以外の、特に脳が原因となる病気の可能性がある。

2 服用薬・疾患などからの判断

治療中の病気や使用
している薬などはあ
りますか？

　細胞毒性のある点眼薬（抗ウイルス
剤、抗緑内障剤、抗菌剤、抗真菌剤など）を使用中の場合、薬自体
が角結膜障害の原因となりうる可能性があることから、医療機関への
受診を勧める。

　また、次の全身性疾患は、合併症により角結膜障害を引き起こす可
能性があることから、医療機関への受診を勧める。

　①糖尿病（糖尿病性網膜症、糖尿病性腎症）　②アトピー性皮膚炎
③高血圧・動脈硬化　④脳神経疾患　⑤甲状腺機能障害　⑥体質・
精神的な素因

適切な薬を
販売するための　**目の症状を訴える患者へのSTEP式アプローチ**

STEP 2　**適切なOTC薬の選択**

気になる症
状はなんで
すか？

　各種目の症状についてのヒアリングをもとに、OTC薬に含まれる
成分の作用や特徴をふまえ、適切な薬を選ぶ。

● 眼科用薬の主な有効成分と作用

使用目的（症状）	薬効分類	主な成分名称	主な作用・適応など
疲れ目	調節機能改善剤	ネオスチグミンメチル硫酸塩	毛様体筋に作用して目のピント調節機能の働きを改善する
	ビタミン類	FDA（フラビンアデニンジヌクレオチドナトリウム）	ビタミンB_2の誘導体。角膜組織の呼吸を促進する
		シアノコバラミン（ビタミンB_{12}）	ピント調節機能が低下した毛様体筋や末梢神経の働きを改善する

疲れ目	ビタミン類	酢酸レチノール	主な成分は表皮細胞保護作用があるビタミンA類。角膜細胞再生により目の潤いを保つ
		パルミチン酸レチノール	
		ピリドキシン塩酸塩（ビタミンB₆）	目の組織の新陳代謝促進により疲労時の回復力をアップ
		パンテノール	
		パントテン酸カリウム（ナトリウム）	
		トコフェロール酢酸エステル（ビタミンE）	血管拡張・血流促進により目の組織への酸素や栄養補給を促す
	アミノ酸類	L-アスパラギン酸カリウム／マグネシウム	目の細胞組織の呼吸促進・活性化に働く
		アミノエチルスルホン酸（タウリン）	本来、網膜に多く存在。目の組織を活性化させる作用を持つ
		コンドロイチン硫酸エステルナトリウム	角膜の組成成分。角膜の透明性維持および損傷修復作用と、水分保持機能による乾燥防止・保護作用を持つ
	保水成分	精製ヒアルロン酸ナトリウム	高い保水機能をもち、目にうるおいを与えて目の疲れを改善
充血	充血除去剤	ナファゾリン塩酸（硝酸）塩	血管収縮作用により結膜の充血を改善する
		テトラヒドロゾリン塩酸塩	

かゆみ・炎症	消炎・収れん剤	^{イプシロン} ε -アミノカプロン酸	炎症の原因物質の働きを抑制するとともに、角膜上皮の損傷治癒促進や収れん作用により炎症を抑える
		アラントイン	
		アズレンスルホン酸ナトリウム	
		グリチルリチン酸二カリウム	
		硫酸亜鉛	
		リゾチーム塩酸塩	
	抗炎症剤	プラノプロフェン	炎症の原因物質の生成を抑制
	抗アレルギー剤	クロモグリク酸ナトリウム	細胞からのアレルギー誘発物質の放出を抑制し、アレルギーによるかゆみ、充血、涙目などの症状改善に働く
		ケトチフェンフマル酸塩	
	抗ヒスタミン剤	ジフェンヒドラミン塩酸塩	炎症に伴った、かゆみなどの症状を抑える
		クロルフェニラミンマレイン酸塩	
結膜炎・ものもらい	抗菌剤（サルファ剤）	スルファメトキサゾール（ナトリウム塩のものを含む）	ブドウ球菌属・レンサ球菌属の発育・増殖を抑制して抗菌作用を発揮
目の乾き・コンタクトレンズ装着時	保水成分	精製ヒアルロン酸ナトリウム	高い保水機能をもっており、目にうるおいを与える
	無機塩類	塩化カリウム／カルシウム／ナトリウム	涙液に近い構成・組成成分で、涙液不足を補う
		硫酸マグネシウム	
		リン酸水素ナトリウム	
		炭酸水素ナトリウム	角膜の膨張を抑制
	増粘剤	ヒドロキシエチルセルロース（HEC）	涙液に粘性を与え、目を乾きにくくし、コンタクトレンズ装用時の不快感も緩和・改善する
		ヒドロキシプロピルメチルセルロース（HPMC）	
		ブドウ糖	

【かすみ目について】

　軽度の場合であっても、眼精疲労から生じるケース以外に白内障、緑内障などの疾患によるものも少なくない。販売に際しては、患者の病歴を十分ヒアリングする。

【充血について】

　充血除去剤配合の点眼薬を5～6日間使用しても症状の改善がない場合は、結膜毛様充血ほか内眼部や眼底における重篤な疾患の可能性がある。

【抗菌剤配合点眼薬の使用について】

　結膜炎やものもらいなどの症状に用いられる抗菌剤配合の点眼薬だが、OTC薬の使用が適しているのはブドウ球菌、レンサ球菌などの細菌感染による初期の段階。判断ポイントは次のとおり。

・目の不快感、かゆみ、充血、膿性の分泌物、まぶたの腫れなどがある
　　→適していると考えられる。
・「まばたきをして目がゴロゴロする感じがありますか」の問いに「ある」との返答
　　→適していると考えられる。
・サラサラの涙液が大量に出る
　　→ウイルス性結膜炎の特徴。
・花粉症など季節的な流行とともに発症し、かゆみ症状が充血よりも強く、膿性分泌物や涙は出ない
　　→アレルギー性結膜炎の特徴。

　なお、3～4日間使用しても症状が改善されない場合は、ブドウ球菌、レンサ球菌以外の細菌もしくはウイルス、真菌などの感染、アレルギー性の可能性がある。

適切な薬を
販売するための　**目の症状を訴える患者へのSTEP式アプローチ**

STEP **3**　　**避けるべき成分の判断**

1　疾患・既往歴などからの判断

> 治療中の病気や過去
> にかかった病気など
> はありますか？

　次の各症状等に対応する成分の投与
は病状悪化の可能性があるため避ける。

「卵のアレルギーがある」

　　→リゾチーム塩酸塩

次の診断を受けた人：「ドライアイ」「シェーグレン症候群」「スティ
ーブンス・ジョンソン症候群」「角膜感染症」

　　→精製ヒアルロン酸ナトリウム

　次の各症状等に対応する成分の投与は症状悪化の可能性があるた
め、原則、医療機関の受診を勧める。

「緑内障もしくはその可能性がある」

　　→ネオスチグミンメチル硫酸塩、ナファゾリン製剤、抗ヒスタミン
　　　成分含有製剤（眼圧を上昇させる）

〈コンタクトレンズ装用に関する注意点〉

　以下の各タイプに対応した成分は、コンタクトレンズへの吸着や、
それに伴う接触時間増による副作用発現の可能性などがある。配合製
品を点眼する際は、いったん外して点眼後、5〜10分経過ののち装用
する。

・ハードコンタクトレンズ…クロモグリク酸ナトリウム

・ソフトコンタクトレンズ…防腐剤（ベンザルコニウム塩化物、パラ
　　オキシ安息香酸塩類など）、清涼化剤、抗ヒスタミン剤

※ただし、ハードコンタクトレンズへの吸着は比較的少ない。

2 薬剤・年齢・性別などからの判断

ほかに使用している薬などはありますか？

　次の成分は、併用することで病状悪化を招く可能性あることから、医師に相談する。

・鼻炎用の内服薬や点鼻薬
　→抗アレルギー成分および抗ヒスタミン成分全般（眠気の副作用が増強される可能性がある）

〈年齢に関する注意点〉
　7歳未満の小児：プラノプロフェン含有製剤の使用を避ける。

3 妊産婦に対する判断

妊娠もしくは授乳中ですか？

「妊娠もしくはその可能性がある」
　動物実験で分娩遅延の報告があるプラノプロフェンのほか、ケトチフェンフマル酸塩、クロモグリク酸ナトリウム、充血除去剤、パルミチン酸レチノール、L-アスパラギン酸、ビタミンB_6の投与を避ける。

4 目薬の使用期限について

　外箱などに記載されている使用期限は「未開封の状態」でのもの。いったん開封したら目安は1〜3ヵ月、ただし、薬液に濁りなどが生じた場合はすみやかに廃棄するよう説明する。

コラム
Column

「清涼感について」
　「スキッとした爽快な感じがいいですか、あるいは刺激がないほうがお好みですか？」
　メーカー各社から発売されている点眼剤。同様な効果効能のものを数十種類以上取り揃える店舗も多い現状を考えると、「使用の際の清涼感」はかなり重要な選択ポイントとい

える。例えば「刺激が強い」といっても、冷たい刺激か熱い刺激かといった、さらに細かい分類も必要だ。この点については、実際に使用した上で、その感想を伝えるというのが最も有効な手段だと思われる。ちなみに、目薬の清涼感は、アルコールの添加や薬液のpH（酸・アルカリの度合い）を調整することで生み出される。あくまでも感覚であって、具体的な薬理作用による効能の差はないが、爽快な点し心地は気分的なリフレッシュにもつながるものがあるだろう。

9 ## 乗り物酔いの薬（鎮暈剤）

薬の作用や選択の基準

　車や列車、船などに乗った際に起こるめまい、頭痛、吐き気etc。こうした乗り物酔い（動揺病）の諸症状を予防・緩和する薬が鎮暈剤である。

　乗り物酔いは、体の平衡を感知・保持する平衡機能に異常が生じて起きる。具体的には乗り物の振動や加速などで揺られ続けた結果、内耳前庭や三半規管の平衡感覚と視覚の不調和から自律神経が失調することで起こるとされる。ただし、吐き気やめまいなどの症状は他の疾患や服用薬からも起こりうるため、OTC薬による対処が可能な症状かの見極めをしっかりと行う。

> **適切な薬を販売するための** 乗り物酔い症状を訴える患者へのSTEP式アプローチ

STEP 1 ## OTC薬が適切かの見極め

1 症状からの見極め

どんな具合ですか？

　次のようなケースでは、医療機関の受診を勧める。

「3歳未満の乳幼児が乗り物で移動中にむずかるような場合」

　→気圧変化による耳の痛みなど乗り物酔いとは別の要因を考慮する（自律神経系が未発達の同年代では乗り物酔いが起こることはほぼないとされ、同年代向けのOTC製品はない）。

「普段からめまい、吐き気ほか乗り物酔いと同様の症状がたびたび起こる」（ヒアリングにより乗り物酔いの一時的な症状ではないことが

わかった場合)

→動悸、立ちくらみ、低血圧などに起因するふらつきの可能性や、脳疾患、メニエール病ほかさまざまな疾患に伴う症状の可能性がある。

2 服用薬などからの判断

治療中の病気や使用している薬などはありますか？

次のような薬を服用中の場合、めまいや平衡障害を引き起こす原因となっている可能性があるため、医療機関への受診を勧める。

①抗不安剤　②抗うつ剤　③内服の抗菌剤・抗生物質　④ループ系利尿剤　⑤アスピリン　⑥インターフェロン製剤

適切な薬を
販売するための **乗り物酔い症状を訴える患者へのSTEP式アプローチ**

STEP **2** **適切なOTC薬の選択**

気になる症状はなんですか？

搭乗時間や起こりやすい症状などのヒアリングをもとに、OTC薬に含まれる成分の作用や特徴をふまえ、適切な薬を選ぶ。

● 乗り物酔いの薬（鎮暈剤）の主な有効成分と作用

薬効分類	主な成分名称	主な作用・適応など
抗めまい成分	ジフェニドール塩酸塩	内耳や脳を支配する椎骨動脈の血流循環を改善し、眼球振盪（眼振）を抑制。嘔吐中枢に直接働き中枢性・末梢性の制吐作用を発揮。内耳症状からくるめまい症状（グルグル回る、フワッとする等）を改善。抗ヒスタミン作用が少なく眠気が起きにくい

抗ヒスタミン成分	メクリジン塩酸塩	内耳前庭から嘔吐中枢へのインパルス阻害により、めまいや吐き気などの症状を抑える。効果の発現は遅いが、長く持続する
	ジフェンヒドラミンサリチル酸塩	脳幹の興奮抑制作用から内耳障害や循環障害によるめまいを抑える。嘔吐中枢への刺激阻害により悪心、嘔吐も抑制する
	ジメンヒドリナート	内耳による過剰な平衡維持機能を抑制するとともに嘔吐中枢への刺激を阻害。めまい、悪心、嘔吐を抑える
	クロルフェニラミンマレイン酸塩	催眠作用から鎮静効果を発揮。吐き気、めまいなどの症状を軽減する
	プロメタジン塩酸塩	最も強力なムスカリン受容体拮抗作用を持ち、吐き気や過剰な唾液分泌を抑制
副交感神経遮断成分（抗コリン剤）	スコポラミン臭化水素酸塩	内耳前庭から嘔吐中枢へ伝わるインパルスを抑制し、自律神経の興奮を鎮静。抗ムスカリン作用により唾液の分泌も抑える
	ロートエキス	
	ジサイクロミン塩酸塩	
鎮痙成分	パパベリン塩酸塩	筋弛緩作用により体の緊張を緩和する
中枢神経興奮成分	ジプロフィリン	中枢興奮作用から、感覚が混乱する原因となる異常な感覚入力を抑えて吐き気などを防ぐ
	テオフィリン	
	アミノフィリン	
精神運動興奮成分	カフェイン（無水、クエン酸塩を含む）	乗り物酔いに伴う頭痛の緩和。抗ヒスタミン成分、鎮静成分など他の配合成分による眠気の緩和にも働く
鎮静成分	アリルイソプロピルアセチル尿素	不安や緊張をやわらげ、吐き気やめまいなどの症状を抑える。リラックス効果もあるが、副作用として眠気の発現がある
	ブロモバレリル尿素	
鎮吐成分	アミノ安息香酸エチル	局所麻酔成分。胃粘膜への麻酔作用から反射性などの嘔吐刺激を抑制する

制酸成分	炭酸水素ナトリウム	胃粘膜を保護する作用を持つ
矯味成分	ハッカ油	清涼感で気分をスッキリさせる。胃粘膜の知覚神経麻痺作用で吐き気、嘔吐も抑える
	dl-メントール	
ビタミン類	ビタミンB₁、B₂、B₆	栄養の補給。また、ビタミンB₆は神経の機能を正常に保ち、嘔吐抑制に、組織呼吸賦活作用のあるB₁、B₆は内耳機能の代謝促進に働く
	パントテン酸カルシウム	
	ニコチン酸アミド	

〈乗り物への搭乗時間からの判断〉

　次の表から、最適な成分を配合した製品を選択する。また、作用発現時間から、ほとんどの成分は搭乗の30分から1時間前の服用が望ましい。ただし、嘔吐中枢に直接作用するジフェニドール塩酸塩は、乗り物酔いになってからでも症状緩和効果が期待できる。

● 主な成分の特徴と作用時間の違い

成分分類	成分名	作用の特徴	抗コリン作用の比較[1]	作用発現時間(Tmax[2])	作用持続時間(半減期)
抗めまい成分	ジフェニドール塩酸塩	直接嘔吐中枢へ働く。催眠作用は弱い	△	約1.6時間[3]	6.51±2.92時間[3]
抗ヒスタミン成分	クロルフェニラミンマレイン酸塩	催眠作用は比較的弱い	○	15〜60分	約4〜6時間
	ジフェンヒドラミンサリチル酸塩	鎮静作用、唾液分泌抑制作用が強い	◎	30分以内	約4〜6時間
	ジメンヒドリナート	前庭の障害に作用。持続時間が比較的短い	○	30分以内	約4〜6時間
	メクリジン塩酸塩	前庭の障害に作用。持続時間が長い	○	1時間以内	12〜24時間
	プロメタジン塩酸塩	鎮静作用、唾液分泌抑制作用が最も強い	◎	20分以内	約4〜6時間

| 副交感
神経遮
断成分 | スコポラミン臭
化水素酸塩 | 唾液の分泌抑制作用
が強い | ○ | 1.5〜
3時間 | 約4時間 |

※1　抗コリン作用の強い順に◎、○、△となる。
※2　Tmaxとは最高血中濃度到達時間（薬物の投与後、血中で最高濃度に到達す
　　るまでの時間）
※3　ジフェニドール塩酸塩は作用発現および持続時間のデータがないのでTmax
　　と半減期を記載。

適切な薬を
販売するための **乗り物酔い症状を訴える患者へのSTEP式アプローチ**

STEP 3　避けるべき成分の判断

1　疾患・既往歴などからの判断

治療中の病気や過去
にかかった病気など
はありますか？

　次の各症状等に対応する成分の投与
は病状悪化の可能性があるため、医療機関の受診を勧める。

【投与禁止（禁忌）】
「ブロモバレリル尿素、プロメタジンに過敏症がある」
　　→同剤（発疹、かゆみ、ショックなどの過敏症状を起こす可能性が
　　　ある）
「前立腺肥大等による下腹部尿路閉塞や排尿困難がある」
　　→ジフェニドール製剤、抗ヒスタミン成分、副交感神経遮断成分
　　　（抗コリン作用により症状悪化の可能性がある）
「緑内障」
　　→ロートエキス、スコポラミン製剤、ジフェニドール製剤、パパベ
　　　リン製剤（眼圧を上昇させる可能性がある）
「ぜんそく」「肝炎」
　　→スコポラミン製剤

「キサンチン系製剤で重篤な副作用が出たことがある」

　→ジプロフィリンなどの中枢神経興奮成分（キサンチン製剤を再投
　　与することで重篤な副作用発現の恐れがある）

【できる限り避ける（慎重投与）】

「本人もしくは家族にアレルギー体質がある」

　→配合成分全般（配合成分によってはアレルギーを起こす可能性が
　　ある）

「肝障害」

　→テオフィリン、アミノフィリン（薬剤の代謝が遅れ、血中濃度が
　　上昇する可能性がある）

2 薬剤・年齢・性別などからの判断

　次の成分等は作用の重複や相互作用の
可能性があることから、できるだけ避ける。

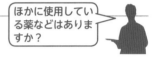

ほかに使用している薬などはありますか？

・かぜ薬、解熱鎮痛薬、胃腸鎮痛鎮痙薬、鎮咳去痰薬、鎮静剤、抗ヒ
　スタミン成分や副交感神経遮断成分を含有する薬剤、他の鎮暈剤

　→プロメタジン製剤をはじめ鎮暈剤を含む各製品（薬理作用の重複
　　により、作用が増強する可能性がある）

〈年齢に関する注意点〉

6歳未満の乳幼児：メトヘモグロビン血症を起こす可能性があること
　　から、アミノ安息香酸エチルの服用を禁忌とする。

15歳未満の小児：安全性が確立されていないことから、プロメタジン
　　製剤の使用を禁忌とする。

高齢者：副交感神経遮断成分を使用すると、抗コリン作用により、緑
　　内障の悪化や口渇、排尿困難、便秘を発現させる可能性があるた
　　め、できるだけ避ける。

3 妊産婦に対する判断

「妊娠もしくはその可能性がある」

動物実験で催奇形性が、ヒトで胎盤通過性が認められている中枢神経興奮成分、メクリジン製剤は投与禁忌。また、その他の成分も妊婦への安全性が確立していないことから、できるだけ避ける。

「授乳している」

乳児が、頻脈を起こす可能性があるロートエキス、神経過敏を起こす可能性があるアミノフィリン、テオフィリン、昏睡を起こす可能性がある抗ヒスタミン成分は、いずれも授乳中の服用を避け、もしくは服用中は授乳を行わない。

 コラム Column　「乗り物酔いの進行は3ステップ」

乗り物に搭乗後、「もう手遅れ」といった最悪の状態になるまでの間、体の中ではどのような変化が起きているのだろうか？　これは大きく3つのステージに分かれる。

1. 内耳の三半規管などが感知する平衡感覚と、視覚からの情報がかみ合わなくなる→生あくび、倦怠感、胃部不快感の発現

2. 平衡感覚の乱れに伴い大脳辺縁系に不快情報が伝達→めまい、唾液の分泌過多、頭痛が発現

3. 大脳辺縁系で不快情報を感知後、視床下部・下垂体系から脳幹の嘔吐中枢を刺激するホルモンが分泌→悪心・嘔吐が出現

こうしたことから、例えば、搭乗時間が長く、悪心・嘔吐の段階まで進行することが予想されるときは、作用の持続時間が長く、鎮吐成分などを配合した製品が適しているといえる。

10　痔の薬（痔疾用薬）

薬の作用や選択の基準

　痔とは、肛門付近の炎症や潰瘍、静脈瘤、化膿などによる肛門の病気の総称をいう。主な病態は痔核（いぼ痔）、裂肛（切れ痔）、痔瘻（ろう）の3種類である。

　OTCの痔疾用薬には外用薬と内服薬があり、使用が勧められるのは、軽度な内痔核（第Ⅱ度〈排便時に脱出するが自然に戻る状態〉以下）もしくは歯状線下の粘膜損傷から起こる裂肛に伴う腫れや痛み、出血、かゆみなどの症状の緩和・改善となる。

適切な薬を販売するための　痔の症状を訴える患者へのSTEP式アプローチ

STEP 1　OTC薬が適切かの見極め

どんな具合ですか？

　次のようなケースでは、医療機関の受診を勧める。

「肛門、直腸付近に強い痛みがある」

　→痔の悪化等により細菌感染が起こり、膿瘍や痔瘻を生じている可能性があり、治療には手術を要することもある。

「一定期間痔疾用薬を使用した上でも、排便時の出血、痛み、かゆみ等の症状が改善されない」

　→肛門部に疼痛がある場合、肛門がんの可能性がある。また、痛みを伴わない出血があり、便が黒色を呈するケースでは、大腸がん、潰瘍性大腸炎、クローン病などの疑いがある。

気になる症状はなんですか？

痔の症状や部位についてのヒアリングをもとに、OTC薬に含まれる成分の作用や特徴をふまえ、適切な薬を選ぶ。

● 痔疾用薬の主な有効成分と作用

剤形	薬効分類	主な成分名称	主な作用・適応など
外用剤	抗炎症成分	ヒドロコルチゾン酢酸エステル	ステロイド剤。抗炎症作用（血管収縮、血管透過性・浮腫の抑制など）により出血、腫脹、かゆみを緩和する
		プレドニゾロン酢酸エステル	
		グリチルレチン酸	カンゾウの主成分。抗炎症作用あり
		セイヨウトチノキ種子	マロニエの種子でサポニンを含有し、血管強化・血流促進によりうっ血を緩和。腫脹、炎症、かゆみを抑える
		シコン	ムラサキの根茎。抽出エキスが抗炎症作用を持つ
	消炎酵素成分	ブロメライン	たんぱく分解作用を持ち、膿の排出を促進
	抗ヒスタミン成分	ジフェンヒドラミン塩酸塩	抗ヒスタミン作用により血管透過性亢進による炎症を抑え、腫脹、かゆみを鎮静する
		クロルフェニラミンマレイン酸塩	
		クロタミトン	

外用剤	血管収縮成分	テトラヒドロゾリン塩酸塩	交感神経を刺激することで血管を収縮し出血を抑制するとともに、血管収縮により有効成分をとどめる作用も有する
		ナファゾリン塩酸塩	
		フェニレフリン塩酸塩	
		dl-メチルエフェドリン塩酸塩	
	収れん成分	酸化亜鉛	表皮のたんぱく質と結合し、収れん・消炎・保護作用により止血する
		タンニン酸	たんぱく質変性作用により炎症粘膜、びらんに対する収れん・止血作用を発揮する
	局所麻酔成分	アミノ安息香酸エチル	神経の末端に働き、粘膜や表皮剥離部の知覚神経を麻痺させる
		ジブカイン塩酸塩	局所麻酔作用により痛みやかゆみを緩和する。7歳未満の小児には使用しない
		プロカイン塩酸塩	
		リドカイン	
	鎮痛・鎮痙成分	ロートエキス	抗コリン作用により鎮痛・鎮痙作用を示す
	殺菌成分	※次ページ欄外参照	殺菌作用で細菌感染を防ぐ
	創傷治癒促進成分	アラントイン	組織修復作用で創傷治癒を促進
		乾燥硫酸アルミニウムカリウム	肉芽形成作用を有する
		ビタミンA	粘膜感染を防止し、創傷治癒を促進
	清涼成分	*l*-メントール	局所刺激、掻痒抑制作用を持つ。清涼感も併せ持つ
		ユーカリ油、カンフル	
	末梢循環改善成分	トコフェロール酢酸エステル（ビタミンE）	末梢の血行を促進し、局所のうっ血を改善する

内服薬	抗炎症成分	ブロメライン	抗浮腫・抗炎症作用。創傷治癒を促進
	止血成分	カルバゾクロム	毛細血管収縮作用により止血する
	生薬	セイヨウトチノキ	抗炎症、血管強化によりうっ血を除去
		オウゴン	充血改善作用、消炎作用を有する
		サイコ	平滑筋および肛門支持組織の緊張を強めて脱肛した状態を正常に戻す
		トウキ	うっ血改善と鎮痙作用による諸症状の緩和
		カンゾウ	抗炎症作用と免疫能力アップ
		ダイオウ	オウゴンとともに炎症性の滲出を抑制する
		ボタンピ	血のうっ帯を改善、消炎・鎮痛作用
	創傷治癒促進成分	ビタミンA	粘膜の感染防止、創傷治癒を促進
	末梢循環改善成分	トコフェロール酢酸エステル（ビタミンE）	末梢の血流を改善し、局所のうっ血を改善する

※アクリノール、イソプロピルメチルフェノール、セチルピリジニウム塩化物、クロルヘキシジングルコン酸塩、ベンザルコニウム塩化物、レゾルシン、セトリミド。

【大量・長期に使用しない】

・副腎皮質ステロイド成分0.025mg/gもしくは1ml含有の製剤を大量・長期連用すると副腎皮質機能低下の恐れがある。

・グリチルレチン酸40mg/日以上またはカンゾウ1g/日以上の長期連用で偽アルドステロン症、ミオパチーの恐れがある。

次の各表に、来店客へのヒアリングのための、痔のタイプ別の主な症状と適応成分および剤形を示した。

● 症状からみた痔のタイプと主な適応成分

症状		痔核		脱肛	裂肛	肛門周囲炎	痔瘻	主な適応成分
		内痔核	外痔核					
痛み	排便時	▨			■			抗炎症 局所麻酔 消炎酵素 末梢循環改善
	排便後（持続）							
	歩行時							
	座ったとき							
出血	下着に付着							止血（抗炎症）
	ポタポタ垂れる							
	ほとばしる							
	便に混入	■						
腫脹	肛門奥（違和感）							抗炎症 抗ヒスタミン 消炎酵素 血管収縮
	肛門周囲							
	触ると知覚		■					
	垂れ下がった感覚			■				
脱出	排便時のみ							―
	常時もしくは指で戻せる							
その他	排便がつらい				■			抗炎症 抗ヒスタミン 消炎酵素 創傷治癒促進 収れん
	肛門に熱感					■	▨	
	肛門周囲から膿						■	
	かゆみ		▨			▨		
	傷				■	▨		
	ただれ		▨			■		

■ 可能性が高い　　▨ 可能性がある

● 痔のタイプと適した剤形

タイプ　剤形	痔核		脱肛	裂肛	肛門周囲炎	痔瘻
	内痔核	外痔核				
坐剤	適切	状況次第	使用可	使用可	状況次第	不適※
軟膏	使用可	適切	適切	適切	適切	
注入軟膏	適切	使用可	適切	適切	使用可	
内服薬	使用可	使用可	使用可	使用可	使用可	

※医療用医薬品もしくは手術の適応となる。

> 適切な薬を
> 販売するための
痔の症状を訴える患者へのSTEP式アプローチ

STEP 3　避けるべき成分の判断

1　疾患・既往歴などからの判断

> 治療中の病気や過去にかかった病気などはありますか?

　次の各症状等に対応する成分の投与は病状悪化の可能性があるため、医療機関の受診を勧める。

【投与禁止（禁忌）】

「次の薬剤にアレルギーがある」

　→アミノ安息香酸エチル、ジブカイン、リドカイン、サルファ剤

「患部が化膿している」

　→各ステロイド製剤

【できる限り避ける（慎重投与）】

「本人もしくは家族にアレルギー体質がある」

　→配合成分全般（配合成分によりアレルギーの可能性がある）

「緑内障」

　　→ロートエキス含有製剤、ステロイド含有製剤

「白内障」

　　→ステロイド含有製剤

「腎臓病」「高血圧」「心臓病」

　　→グリチルレチン酸40mg/日以上またはカンゾウ１g/日以上を含む
　　　外用剤　※心臓病はロートエキスも避ける

「心臓病」「高血圧」「糖尿病」「甲状腺機能障害」

　　→*dl*-メチルエフェドリン塩酸塩

「むくみがある」

　　→グリチルレチン酸40mg/日以上またはカンゾウ１g/日以上を含む
　　　坐剤または注入軟膏剤

「排尿困難がある」

　　→ロートエキス含有製剤

2 薬剤・年齢・性別などからの判断

> ほかに使用している薬などはありますか？

　次の成分等は作用の重複や相互作用の
可能性があることから、できるだけ避ける。

・グリチルレチン酸およびその塩類、カンゾウを含む製剤

〈年齢に関する注意点〉

７歳未満の小児：坐剤の使用は認められていない。７歳以上15歳未満
　　は保護者の監視下で使用する。

高齢者：ロートエキス、抗ヒスタミン剤使用により、緑内障の悪化や
　　口渇、排尿困難の可能性があるためできるだけ避ける。

3 妊産婦に対する判断

> 妊娠もしくは授乳中ですか？

「妊娠もしくはその可能性がある」

　次の成分等は投与禁忌もしくは安全性未確立のためできるだけ避け
る。

- ロートエキス…子宮収縮誘発作用により早流産の恐れがある。
- ステロイド含有製剤…大量・長期の使用は安全性が未確立。
- 乾燥硫酸アルミニウムカリウム…動物実験で胎児へのアルミニウムの移行が認められている。
- センノシド、ダイオウ…大量摂取で子宮収縮を誘発し、早流産の恐れがある。
- 坐剤、注入軟膏

「授乳している」

　ロートエキス、ジフェンヒドラミン塩類、*dl*-メチルエフェドリン塩酸塩、乾燥硫酸アルミニウムカリウム、センノシドは、母乳に移行する可能性があるため、授乳中の服用を避け、服用中は授乳を行わない。

コラム Column 「基本的なヒアリングと製品選びのポイント」

　痔の薬について相談を受けた場合、まず押さえておきたいのは「出血の有無」と「痛みの時期」だ。出血が強い内痔核などには血管収縮成分や収れん成分配合の製品が適している。また、外痔核などで強い痛みを伴う急性炎症のときは、ステロイド成分、局所麻酔成分を使用する。ただし、ステロイド剤の長期連用は禁物。使用限度は10日を目安とし、急性の炎症症状が治まったあとは、非ステロイド製剤に切り替えるのが望ましい。

　患部が肛門歯状線より上の内痔核（痛みがほぼない）には坐剤や注入軟膏、外痔核や裂肛には軟膏や注入軟膏が適している。内服薬は再発しやすい人に対する体質改善や、緩下・整腸作用による排便困難の緩和などが目的となる。

11 眠気防止薬

🔹 薬の作用や選択の基準

眠気防止薬には主な有効成分としてカフェインなど（無水カフェイン、安息香酸ナトリウムカフェインなど）が配合され、眠気や倦怠感の除去を目的としている。

適切な薬を販売するための	眠気除去を訴える患者へのSTEP式アプローチ

STEP 1　OTC薬が適切かの見極め

> どんな具合ですか？

次のようなケースでは、医療機関の受診を勧める。

「十分な睡眠時間をとっているのに眠気、だるさがとれない」

→神経、心臓などの重篤な病気を示唆している可能性、また、うつ病、ナルコレプシーなどの症状の可能性が考慮される。

「細菌やウイルス感染によって眠気が生じている」

→病気の治癒が遅延するなどの恐れがある。

適切な薬を販売するための	眠気除去を訴える患者へのSTEP式アプローチ

STEP 2　適切なOTC薬の選択

> 気になる症状はなんですか？

OTCの眠気防止薬に含まれる成分の作用や特徴を知る。

● 眠気防止薬の主な有効成分と作用

薬効分類	主な成分名称	主な作用・適応など
精神運動興奮成分	カフェイン水和物	眠気防止・疲労感除去に働く。安息香酸ナトリウムカフェインは水への可溶性が向上
	無水カフェイン	
	安息香酸ナトリウムカフェイン	
ビタミン類	チアミン塩類（ビタミンB$_1$）	エネルギー代謝に関与し、疲労回復に働く
	リボフラビン塩類（ビタミンB$_2$）	
	ピリドキシン塩類（ビタミンB$_6$）	
	シアノコバラミン（B$_{12}$）	
	ニコチン酸アミド	
	パントテン酸カルシウム	
	アスコルビン酸（ビタミンC）	免疫力強化
その他	アミノエチルスルホン酸（タウリン）	滋養強壮作用
	ミックスコーヒー抽出物	矯味成分として配合
	クエン酸	免疫力強化

【服用量の上限】

　カフェイン摂取量の上限は、1回に200mg、1日では500mgとなっている。

適切な薬を
販売するための　**眠気除去を訴える患者へのSTEP式アプローチ**

STEP 3　避けるべき成分の判断

1 疾患・既往歴などからの判断

　次の各症状等に対応するカフェインの
投与は病状悪化の可能性があるため、服用を避ける。

治療中の病気や過去
にかかった病気など
はありますか？

「胃酸過多症状がある、もしくは胃潰瘍の診断を受けた」

　　→胃液の分泌亢進作用から胃腸障害を起こす可能性がある。

「心臓病の診断を受けた」

　　→心筋興奮作用から動悸が現れる可能性がある。

「緑内障」

　　→眼圧上昇の可能性がある。

「反復して摂取する」

　　→習慣性があるため、短期間の服用にとどめる。

2 薬剤・年齢・性別などからの判断

ほかに使用している薬などはありますか？

　次の成分などはカフェインの作用との重複や相互作用の可能性があることから、できるだけ避ける。

・かぜ薬、解熱鎮痛剤、鎮暈剤、医薬部外品（ドリンク剤）など

　　→カフェインや他のキサンチン系成分を含む各製品との併用は、薬理作用重複により作用増強の可能性がある。

・シメチジン（H$_2$ブロッカー）

　　→過度の中枢神経刺激作用が出現する可能性がある。

〈年齢に関する注意点〉

15歳未満の小児：服用しない。

高齢者：生理機能が低下していることが多いため、効果の現れ方により、適宜減量する。

3 妊産婦に対する判断

妊娠もしくは授乳中ですか？

「妊娠もしくはその可能性がある」

　吸収されたカフェインの一部は胎盤通過性が認められており、妊婦への安全性が確立していないことから、できるだけ避ける。

「授乳している」

　カフェインは乳汁中へも移行し、乳児が頻脈・不眠などを起こす可

能性があるため、授乳中の服用を避ける。

「知らず知らずにカフェイン過多？」

　先述したとおり、カフェイン摂取量の上限は、1回の服用につき200mg、1日で500mgとされている。そこで、他の医薬品や医薬部外品との併用はもちろん、食品に含まれているカフェインにも注意を喚起したい。同時摂取によるカフェイン過量から、中枢神経系、循環器系への作用が強く現れる可能性がある。

〈各種飲料等に含まれるカフェイン量の目安〉

・コーヒー（炒り豆・ドリップ）1杯	100 mg
・コーヒー（インスタント）1杯	65 mg
・コーヒー（ラッテ）1杯	50 mg
・玉露1杯	180 mg
・せん茶1杯	30 mg
・番茶1杯	15 mg
・紅茶1杯	30 mg
・ウーロン茶1杯	30 mg
・麦茶1杯	0 mg
・コーラ1缶350ml	34 mg
・ダイエット・コーラ1缶 350ml	45 mg
・アイスティー330ml	9 mg
・板チョコレート50g	20 mg
・覚醒剤（錠剤）	100 mg

※1杯は150mlで計算

12 催眠鎮静薬

🔖 薬の作用や選択の基準

　ストレスや環境の変化などで自律神経のバランスがくずれることから生じる、寝付きの悪さ、イライラ、緊張感などの精神神経症状。こうした症状を改善するために用いられるのがOTCの催眠鎮静薬である。

　OTC薬での対処が可能なのは、明確にほかの病気が原因でない一過性ないしは短期間（1～3週間程度）の不眠、入眠障害となる。

適切な薬を販売するための	不眠などの症状を訴える患者へのSTEP式アプローチ

STEP 1 　OTC薬が適切かの見極め

1 症状からの見極め

どんな具合ですか？

　次のようなケースでは、医療機関の受診を勧める。

「入眠・睡眠障害など各種不眠症状が慢性的に続いている」

　　→うつ病などの精神神経疾患や、身体的疾患、あるいは催眠鎮静薬
　　　の過量投与による不眠などの可能性がある。

「ブロモバレリル尿素などの鎮静成分の反復的摂取による依存がある」

　　→自己努力のみで依存から抜け出すのは困難である。

2 服用薬・疾患などからの判断

治療中の病気や使用している薬などはありますか？

　不眠症、不安症、神経症などの診断を
医療機関で受け、薬物投与以外も含めた治療を受けている患者に対しては、担当医もしくは薬剤を処方している薬剤師に相談する。

STEP **2**　適切なOTC薬の選択

気になる症
状はなんで
すか？

症状についてのヒアリングをもとに、OTC薬に含まれる成分の作用や特徴をふまえ、適切な薬を選ぶ。

● 催眠鎮静薬の主な有効成分と作用

使用目的（症状）	分類	主な成分名称	主な作用・適応
催眠・鎮静	催眠・鎮静成分	ジフェンヒドラミン塩酸塩	抗ヒスタミン剤。神経細胞を刺激して覚醒の維持・調節を行うヒスタミンの働きを抑制し、眠気を発現させる。抗ヒスタミン成分の中で同成分は特にこうした作用が強い
		ブロモバレリル尿素	脳の興奮を抑え、痛みなどを感じる感覚を鈍くする作用を持つ
		アリルイソプロピルアセチル尿素	
	生薬	カノコソウ	オミナエシ科カノコソウの根茎。睡眠促進・鎮静・自律神経調整作用
		パッシフローラ（チャボトケイソウ）	南米原産のトケイソウ科チャボトケイソウの開花期における茎や葉からの抽出物。鎮静導入時間短縮作用
		ホップ	アサ科ホップの果穂からの精製エキス。鎮静・利尿・健胃作用あり
		ゴオウ	牛の胆嚢中の結石を乾燥させたもの。強心・鎮痙・鎮静作用など。疳（かん）の虫や夜泣きなど小児鎮静剤に配合される
		ニンジン	ウコギ科オタネニンジンの根茎。ストレスに対する副腎皮質強化作用。鎮静・精神安定作用

催眠・鎮静	生薬	チョウトウコウ	アカネ科カギカズラまたはトウカギカズラの鉤状の棘。鎮静・鎮痙・鎮痛作用を持ち、寝付きをよくする

【ジフェンヒドラミンの特徴補足】

　服用後、1.5〜2.5時間で最高血中濃度に達し、作用は約8時間持続する。

【ブロモバレリル尿素の特徴補足】

　効果は一般に20〜30分で発現し、3〜4時間持続。脂溶性で腎排泄が遅く、中毒症状を起こすことがある。呼吸抑制作用あり。長期連用で依存性あり。2週間以上継続して使用しない。

【催眠鎮静剤全般についての注意点】

　副作用などが現れやすくなることから、長期にわたり連用しない。

適切な薬を販売するための　不眠などの症状を訴える患者へのSTEP式アプローチ

STEP 3　避けるべき成分の判断

1 疾患・既往歴などからの判断

治療中の病気や過去にかかった病気などはありますか？

　次の各症状等に対応する成分の投与は
病状悪化の可能性があるため、原則として医療機関の受診を勧める。

【投与禁止（禁忌）】

「日常的に不眠である」「不眠症の診断を受けている」

　→催眠鎮静薬全般（一時的な不眠を対象とする薬剤のため、1週間

以上不眠が続くケースでは医師の診断のもと、適切な治療が必要となる。また、すでに不眠症の診断を受けている場合は、治療を妨げる可能性がある）

「乗り物または機械類の運転操作をする予定がある」

　　→ジフェンヒドラミン塩酸塩（眠気をもよおす恐れがある）

「薬剤を服用後、飲酒する予定がある」

　　→ジフェンヒドラミン塩酸塩（中枢神経抑制作用が強く現れることがある）

【できる限り避ける（慎重投与）】

「排尿困難」「前立腺肥大症」「緑内障」

　　→ジフェンヒドラミン塩酸塩（抗コリン作用により症状悪化の可能性がある）

2　薬剤・年齢・性別などからの判断

ほかに使用している薬などはありますか？

次の成分は作用の重複や相互作用の可能性がありうることから、投与禁忌か、できるだけ避ける。

・ほかの催眠鎮静薬、かぜ薬、解熱鎮痛薬、鎮咳去痰薬、抗ヒスタミン剤含有の内服薬（鼻炎用剤、鎮暈剤、抗アレルギー剤など）　※特にジフェンヒドラミン塩酸塩含有のもの

　　→ジフェンヒドラミン塩酸塩製剤（抗ヒスタミン成分重複により副作用の発現が増強される）　※投与禁忌

・アルコール

　　→ジフェンヒドラミン塩酸塩製剤、ブロモバレリル尿素含有製剤（中枢神経抑制作用を増強する可能性がある）

・三環系抗うつ剤ほか抗コリン作用を有する薬剤（口渇、便秘、尿閉などの発現が高まる可能性がある）

・セントジョーンズワート、バレリアン、メラトニンなどのサプリメント（催眠鎮静作用が増強する可能性がある）

〈年齢に関する注意点〉

15歳未満の小児：まれに神経過敏や興奮などが現れることがあるため、ジフェンヒドラミン塩酸塩の使用を避ける。

高齢者：せん妄発現のリスクが高いとの調査から、ジフェンヒドラミン塩酸塩の使用を避ける。

3 妊産婦に対する判断

> 妊娠もしくは授乳中ですか？

「妊娠もしくはその可能性がある」

ジフェンヒドラミン塩酸塩製剤は投与禁忌、もしくは安全性未確立のため、また、ブロモバレリル尿素は胎児障害の可能性があることから、いずれも使用を避ける。

「授乳している」

乳汁中に移行するジフェンヒドラミン塩酸塩、ブロモバレリル尿素は、それぞれ、乳児に昏睡が見られたとの報告、乳児が傾眠状態・発疹を起こす可能性があるため、授乳中に服用しないか、服用中は授乳を避ける。

コラム Column 「寝酒の効果は？」

アルコールには中枢抑制作用があり、就寝前の飲酒により、ある程度寝付きはよくなる。とはいえ、アルコールが体内にある間は脳が眠っている深い眠りの状態（ノンレム睡眠）が続くが、時間が経過し、アルコールの血中濃度が低下すると、脳が休んでいない浅い眠りの状態（レム睡眠）となり、夜中に目が覚めるなど熟睡感の得られない質の悪い睡眠となってしまう。加えて、寝酒はアルコールへの耐性の点から、習慣性が高い。このように、寝酒は医学的に見て、おすすめできない。

13 口内炎および肌症状の薬

薬の作用や選択の基準

この項では口内炎および肌の各症状（肌荒れ、しみなど）を緩和・改善する薬剤成分を取り上げる。肌症状に関するOTC薬はビタミンやアミノ酸を主成分とし、皮膚だけでなく粘膜にも関わるため、口内炎についての効能効果も持ち合わせている。

適切な薬を
販売するための　口内炎および肌の各症状を訴える患者へのSTEP式アプローチ

STEP **1**　OTC薬が適切かの見極め

1 症状からの見極め

どんな具合ですか？

各症状について、OTC薬での対処が適切か否かの判断基準ならびに医療機関の受診勧奨ケースについて紹介する。

〈口内炎について〉

OTC薬の使用が推奨されるのは、感染や基礎的疾患の合併症がないアフタ性口内炎※となる。次のようなケースでは医療機関の受診を勧める。

「複数の箇所に一度に発生し、飲食に著しく支障をきたす状態」

　→単純疱疹ウイルスの口内感染などの恐れがある。

「症状が長期間にわたり継続もしくは再発を繰り返している」

　→口腔粘膜に生じた腫瘍や、ベーチェット病などの全身性疾患が原因の可能性がある。

※アフタ性口内炎…境界不明瞭な直径2～10㎜の浅く、白い潰瘍で、強い接触痛を伴う口内炎。

〈肌症状について〉

　肌荒れやしみなどの肌症状は紫外線や脂性、乾燥などの外的要因以外に、内臓疾患、ストレスなどからも生じる。肌の各症状の改善を目的としてOTC薬を飲む場合、目安は1ヵ月とし、それで改善しないようであれば医療機関の受診を勧める。

2 服用薬・疾患などからの判断

治療中の病気や使用している薬などはありますか？

　次の疾患がある患者については医師
の診断を勧める。

　「細菌感染」「ウイルス性疾患」「アレルギー性口内炎」「ベーチェット病」「貧血」「カンジダ症」など口内炎を伴う全身性疾患がある。

　次の薬剤を使用している場合、副作用として口内炎が発生する可能性があることから、医療機関の受診を勧める。
　①非ステロイド性抗炎症薬（NSAIDs）　②経口抗菌剤　③カルシウム拮抗剤　④サイアザイド系利尿薬　⑤吸入ステロイド剤

適切な薬を販売するための　口内炎および肌の各症状を訴える患者へのSTEP式アプローチ

STEP 2　適切なOTC薬の選択

気になる症状はなんですか？

　症状についてのヒアリングをもとに、OTC薬に含まれる成分の作用や特徴をふまえ、適切な薬を選ぶ。

● 口内炎・口唇ヘルペスおよび肌の各症状に用いられる主な有効成分と作用

剤形	薬効分類	主な成分名称	主な作用・適応など
外用剤	抗炎症成分	トリアムシノロンアセトニド	ステロイド剤。抗炎症作用により腫れや痛み、出血を抑える
		アズレンスルホン酸ナトリウム	抗炎症作用を有する。組織修復促進も期待される
		グリチルリチン酸二カリウム	抗炎症作用を持つ
		アラントイン	口内粘膜組織の修復に働く
		シコンエキス	ムラサキ科ムラサキの根。古来より皮膚炎の消炎作用、真皮再生促進作用が認められている
	止血成分	トラネキサム酸	アンチプラスミン作用により止血効果を発揮する
	抗ウイルス成分	アシクロビル	口唇ヘルペス再発時に使用。初期ほど効果大。使用の目安は7日間
	局所保護成分	グリセリン・濃グリセリン	口内粘膜を保護する
		ハチミツ	
	殺菌・消毒成分	アクリノール	レンサ球菌、黄色ブドウ球菌などに対し、静菌的（増殖の抑制）に作用。局所刺激作用はない。傷や出血を伴っても抗菌力は低下しない
		セチルピリジニウム塩化物	レンサ球菌、黄色ブドウ球菌などに対する殺菌作用を持つ。口中やのどの病原性微生物の殺菌・増殖抑制に働く
		ヒノキチオール	口腔内嫌気性菌に対し抗菌作用を有する。組織収れんや腫れの緩和にも働く
		クロルヘキシジン塩酸塩	グラム陰性菌の殺菌作用に優れる

内服薬	肝斑改善成分	トラネキサム酸	肝斑改善作用が臨床試験より確認。メラノサイト活性化因子の産生を抑制して色素沈着を抑制する
	生薬	ヨクイニン	ハトムギの種子。粘膜の炎症や皮膚の荒れを改善する
	ビタミン類	リボフラビン塩類（ビタミンB$_2$）	皮膚・粘膜に関わるビタミン。脂質代謝の補酵素としても働く。リン酸リボフラビンナトリウム（活性型ビタミンB$_2$）は体内への吸収が良好
		ピリドキシン塩類（ビタミンB$_6$）	たんぱく質、アミノ酸の代謝を促進する
		アスコルビン酸塩類（ビタミンC）	コラーゲンの生成を促進し、皮膚（真皮）に弾力と張りを持たせ、血管壁を強化。抗ストレス作用、メラニンの直接還元作用
		トコフェロール（ビタミンE）	末梢血管を拡張し、血行促進。過酸化脂質の増加抑制
		チアミン塩類（ビタミンB$_1$）	疲労回復に働き、肌の代謝に必要なエネルギー産生を助ける。主に糖質代謝に関与。再発性のアフタ性患者は欠乏しやすい
		パントテン酸カルシウム	糖質、脂質、たんぱく質の代謝に関与し、皮膚を正常に維持
		ニコチン酸アミド（ナイアシン）	
		ビオチン	脂質代謝を正常に保つことで皮膚組織の働きを強化する
	アミノ酸	L-システイン	肝臓の機能亢進により解毒作用を向上。ビタミンCとの同時摂取でメラニンの生成を抑制

〈病態による剤形の選び方〉

・軟膏剤…患部が、①複数ある②比較的面積が大きい。

・パッチ剤…患部が、①単発②面積が小さい。

・内服薬…口内炎になりやすい（他の薬剤と併用が効果的）

【剤形による効果などの比較】

　薬効の発現は軟膏が薬剤塗布直後からに対し、パッチ剤は約15分経過後から。しかし、薬剤付着時間は軟膏がおよそ１時間に対し、パッチ剤は１〜２時間。また、塗布１時間後の薬剤濃度比は、軟膏を１とすると、パッチ剤はおよそ５倍となる。

〈薬剤使用について〉

　ステロイド性抗炎症成分（トリアムシノロンアセトニド）含有製剤は長期連用を避ける。

適切な薬を
販売するための　□内炎および肌の各症状を訴える患者へのSTEP式アプローチ

STEP 3　避けるべき成分の判断

1　疾患・既往歴などからの判断

治療中の病気や過去
にかかった病気など
はありますか？

　次の各症状等に対応する成分の投与は病状悪化の可能性があるため、原則として医療機関の受診を勧める。

「歯槽膿漏、歯肉炎など口腔内感染を伴っている」

　　→ステロイド含有製剤（免疫力低下により感染症の悪化を招く可能性がある）

「５〜６日以上薬剤を使用しても症状が改善しない」

　　→外用口内炎治療薬（一般的な口内炎の治療期間を超過している）

「１〜２日程度の使用で症状が悪化した」

　　→トリアムシノロンアセトニド（他の疾患の可能性がある）

「むくみがある」「高血圧もしくは高血圧気味である」

→グリチルレチン酸40mg/日以上（大量摂取した場合、ナトリウム貯留およびカリウムの排泄促進から、症状悪化の可能性がある）

「緑内障」「白内障」

→ステロイド含有製剤（連用により眼圧亢進の恐れがある）

2 薬剤・年齢・性別などからの判断

使用するのはおいくつの方ですか？

〈年齢に関する注意点〉

高齢者：ステロイド含有製剤の長期投与で感染症にかかりやすくなる。糖尿病、高血圧、緑内障、白内障などの誘発の恐れ。

3 妊産婦に対する判断

妊娠もしくは授乳中ですか？

「妊娠もしくはその可能性がある」

ステロイド（トリアムシノロンアセトニド）含有製剤は、大量・長期の使用は、安全性が未確立のため避ける。

コラム Column　「口内炎薬の使用について」

　通常、アフタ性の口内炎で、身体機能が著しく低下した高齢者や、妊娠もしくはその可能性がない患者であれば、ファーストチョイスはステロイド（トリアムシノロンアセトニド）含有製剤でいいだろう。ちなみに、ステロイド含有製剤は、軟膏剤、パッチ剤ともに第2類に分類されている。

　なお、ステロイド製剤は効き目がシャープなので、1〜2日の使用で症状の悪化が見られたり、5日ほど使っても効果が現れない場合は、別な疾患や何らかの疾患の合併症である可能性も考えられるため、医療機関を受診するよう、販売時に伝えておくべきである。

14 **歯痛・歯周病の薬**

薬の作用や選択の基準

　歯痛・歯周病の薬は、歯の「う蝕（むし歯）」などによる歯痛を応急的に鎮める歯痛薬と、歯肉炎、歯槽膿漏の諸症状（歯肉からの出血や膿、歯肉の腫れ、口臭など）を緩和するための歯槽膿漏薬に大別される。

> **適切な薬を販売するための** 　歯痛、歯周病の各症状を訴える患者へのSTEP式アプローチ

STEP 1　　OTC薬が適切かの見極め

> どんな具合ですか？

　OTC薬に関して、歯痛薬は歯科診療を受けるまでの最小限の使用にとどめ、歯周病薬についても自己治療が可能な軽症の状態のみ使用し、薬剤を用いても症状が繰り返し現れるような慢性化した状態では医療機関の受診を勧める。

> **適切な薬を販売するための** 　歯痛、歯周病の各症状を訴える患者へのSTEP式アプローチ

STEP 2　　適切なOTC薬の選択

> 気になる症状はなんですか？

　症状についてのヒアリングをもとに、OTC薬に含まれる成分の作用や特徴をふまえ、適切な薬を選ぶ。

● 歯痛・歯周病薬の主な有効成分と作用

分類		主な成分名称	主な作用・適応など
歯痛外用薬	局所麻酔成分	ジブカイン塩酸塩	う蝕により露出した歯髄の知覚神経の伝達を遮断し、痛みを鎮める
		アミノ安息香酸塩類	
		l-メントール	冷感刺激により知覚神経を麻痺させる
		dl-カンフル	
	殺菌消毒成分	フェノール	う蝕部分の細菌繁殖を抑える。粘膜刺激を生じる可能性があるため、口腔粘膜等に付着しないよう注意。オイゲノールには抗炎症・局所麻酔作用も期待される
		クレオソート	
		オイゲノール	
	抗ヒスタミン成分	ジフェンヒドラミン塩酸塩	脳幹の興奮抑制により鎮静・抗炎症作用を発揮
	生薬成分	チョウジ油、ケイヒ油	オイゲノールを含む精油成分。殺菌消毒、局所麻酔、抗炎症などに働く
		サンシシ	抗炎症作用に働く
		アセンヤク	
		オウバク	
		カンゾウ	
		チンピ	中枢抑制作用
歯槽膿漏外用薬	殺菌消毒成分	クロルヘキシジングルコン酸塩	歯肉溝内の細菌繁殖を抑制。ヒノキチオールは抗炎症作用も期待される
		セチルピリジニウム塩化物	
		ヒノキチオール	
	抗炎症成分	グリチルリチン酸塩類	抗炎症作用で歯周組織の腫れ、痛みを緩和する
	止血成分	カルバゾクロム	歯周組織からの出血を抑制

歯槽膿漏外用薬	組織修復成分	アラントイン	歯周組織の修復を促進
	生薬成分	カミツレチンキ	抗菌・抗炎症作用
		ラタニアチンキ	抗菌作用で止血、歯茎の引き締め
		ミルラチンキ	抗炎症作用
	ビタミン類	ビタミンE	末梢血行促進
歯槽膿漏内服薬	止血成分	カルバゾクロム	毛細血管の血管透過性亢進を抑制し、歯周組織からの出血を抑える
		フィトナジオン	血液の凝固機能を正常に保つ働きにより出血を抑制
	組織修復成分	銅クロロフィリンナトリウム	歯周組織修復促進、歯肉炎に伴う口臭を抑える
	ビタミン類	ビタミンC	コラーゲン代謝改善により歯周組織修復促進。毛細血管強化により炎症、腫れ、出血を抑える
		ビタミンE	末梢血行促進

【歯痛薬の処方について】

オイゲノール、フェノール、カンフルを含むEPC処方は、鎮痛効果が長時間持続する。

適切な薬を
販売するための 歯痛、歯周病の各症状を訴える患者へのSTEP式アプローチ

STEP **3** 避けるべき成分の判断

1 疾患・既往歴などからの判断

治療中の病気や過去
にかかった病気など
はありますか？

次の各症状等に対応する成分の投与
は病状悪化の可能性があるため、原則として医療機関の受診を勧める。

「薬剤に対する過敏症がある」

→クロルヘキシジングルコン酸塩（まれに重篤な副作用としてアナ
フィラキシーショックを生じることがある）

「むくみがある」「高血圧もしくは高血圧気味である」

→グリチルレチン酸40mg/日以上（大量摂取した場合、ナトリウム
貯留およびカリウムの排泄促進から、症状悪化の可能性がある）

ほかに使用している薬などはありますか？

2 薬剤・年齢・性別などからの判断

次の成分は作用の重複や相互作用の可
能性がありうることから、できるだけ避ける。

「口腔咽喉薬、咳嗽薬」

→使用する場合は十分な間隔をおく。

「かぜ薬、鎮咳去痰薬、胃腸薬など効能効果の重複する医薬品」

→併用により、作用増強や副作用が現れやすくなる恐れがある。

コラム Column 「歯痛にも効果的なNSAIDs」

歯痛薬以外にも、応急的に痛みを抑えるという点では、
NSAIDsの頓用も有効な手段といえる。とはいえ、人間の3
大疼痛の1つといわれる歯痛だけに、ポイントは消炎鎮痛効
果の強さ。現状のOTC薬で考えると、アスピリンでは少々
心もとなく、イブプロフェンでも抑えられないケースがまま
あることから、年齢や体調、併用薬などから見て問題がなけ
れば、第1類のロキソプロフェンナトリウム製剤ということ
になるだろう。

15 外用消炎鎮痛剤

薬の作用や選択の基準

外用消炎鎮痛剤は、皮下の血管、筋肉、関節などのこりや痛みといった症状の緩和・改善を目的に、外用局所に直接適用される医薬品である。

OTC薬の使用が推奨されるのは、整形外科的あるいは内科的疾患などが背景にない痛み。要するに、明らかな外傷（ねんざ、打撲など）や運動による筋肉痛、過度の労働やストレスなどから起こる肩こり、腰痛、関節痛、神経痛などとなる。

適切な薬を販売するための 痛み症状を訴える患者へのSTEP式アプローチ

STEP 1 OTC薬が適切かの見極め

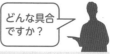

どんな具合ですか？

痛む場所、時期（期間）、痛む際の動作などのヒアリングからOTC薬の使用が適切か否かの判断を行う。特に、外傷がないにもかかわらず痛みが徐々に悪化し、耐えがたい痛みである場合には即座に医療機関への受診を勧める。

【OTC薬の使用が適している主なケース】

①筋骨格系の酷使（運動、肉体労働、車の運転など）による疲労からの筋肉痛など　②四十肩、五十肩　③外傷（打撲、ねんざ、挫傷）　④OA機器の利用などVDT症候群による肩こりや、関節、筋肉の痛み　⑤同じ姿勢を継続することで生じた体のこわばり感

【OTC薬の使用が不適当な主なケース】

　①膠原病、変形性関節炎などから生じる関節痛　②リウマチ性多発性筋痛症、繊維筋痛症などから生じる筋肉痛　③胆石症、慢性膵炎、帯状疱疹などから生じる腰背部痛　④心疾患、消化器系疾患、肺疾患などから生じる肩こり

〈痛み始めの時期および継続期間からの判断〉

「当日から数日間」（急性）

「数週間～3ヵ月以上継続」（慢性）

・急性で、ぎっくり腰、打撲など原因が明確…OTC薬の適応

・慢性で、寒暖や湿度の変化で断続的に痛み、安静時は治まる…OTC薬の適応

・急性、慢性ともに、徐々に痛みが悪化し、耐えられない状態であったり、安静時でも痛みが強い…受診勧奨（骨折などの可能性あり）

〈痛む際の動作、姿勢などからの判断〉

「動作とともに痛みが発現し、安静時は軽快」…OTC薬の適応

「朝（起床時）に痛む」…受診勧奨（膠原病などによる痛み〈朝のこわばり〉の可能性あり）

「安静時も痛い」…受診勧奨（内臓性疾患由来の可能性あり）

「長時間同じ姿勢をとることが多い」「重量物を持つことが多い」…OTC薬の適応

STEP 2 適切なOTC薬の選択

どこが、いつ
から、どう痛
みますか？

　痛みの場所や状態、期間などのヒアリングから、OTC薬に含まれる成分の作用や特徴をふまえ、適切な薬を選ぶ。

● 外用消炎鎮痛剤の主な有効成分と作用

分類		主な成分名称	主な作用・適応など
皮膚刺激型	冷感成分	サリチル酸メチル	経皮吸収後体内でサリチル酸に分解され消炎鎮痛作用を持つ
		サリチル酸グリコール	
		l-メントール	ハッカ油の成分。反射的に交感神経を抑制し、局所を刺激。清涼感を与える
		アルニカチンキ	植物由来成分。抗炎症作用
	温感成分	トウガラシエキス	含有成分のカプサイシンが血行を促進
		ノニル酸ワニリルアミド	カプサイシン誘導体。局所刺激により血行促進
経皮吸収局所作用型	NSAIDs	ジクロフェナクナトリウム	非ステロイド性消炎鎮痛成分。発痛増強物質のプロスタグランジンの生合成阻害により、抗炎症・鎮痛作用を示す
		ロキソプロフェンナトリウム水和物	
		ケトプロフェン	
		フェルビナク	
		インドメタシン	
	冷感刺激成分	dl-カンフル	清涼感があり、鎮痛・鎮痒・収れん・消炎作用を持つ
		ハッカ油	
	抗炎症成分	グリチルレチン酸	カンゾウの主成分。抗炎症作用を有する
	抗ヒスタミン成分	クロルフェニラミンマレイン酸塩	ヒスタミンから生じる炎症症状を抑制
		ジフェンヒドラミン塩酸塩	

経皮吸収局所作用型	血行促進成分	ニコチン酸ベンジルエステル	血管拡張作用で血行促進。痛みの内因物質の除去に働く
	生薬・ビタミン・その他	サンシシエキス	クチナシの果実を乾燥させたもの。抗炎症作用を有する
		チモール	フェノールの誘導体。殺菌作用
		ビタミンE	血流促進作用
		ユーカリ油、チョウジ油	殺菌作用

〈温感と冷感の見極め〉

　一般的にねんざや打撲、ぎっくり腰などの直後から数日間の、腫れや痛みを伴う急性期の痛みには炎症を抑える冷感タイプを用い、急性の炎症が治まった後は患部の治癒を早めるために血行促進に働く温感タイプに切り替える。また、冷えや同じ姿勢などによる血行不良から慢性的に痛みが続く肩こりや腰痛には、温感タイプを使用する。

　こうした基本的な判断に加え、シンプルながら非常にわかりやすい判断の基準は「入浴時の痛みの加減」である。温めて楽になるのであれば温感を、逆に違和感や痛みが生じるのであれば冷感を用いる。

【各剤形の特徴と選択基準】

■貼付剤

・パップ剤…比較的厚い素材で含水率が高く、炎症部位の冷却効果は高い。粘着力が弱いので皮膚に低刺激。

・プラスター剤…脂溶性の高分子を基材とする薄い素材。冷却効果を要しない慢性化した症状に適す。粘着力が強いので関節など動きの激しい可動性部位でもはがれにくい。

■塗布剤

・軟膏…すり込みながらの使用でマッサージ効果も期待できる。

・クリーム…薬剤の浸透性に優れ、べたつきも少ないが、軽度の刺激性から敏感肌や傷のある部位には使用しづらい。

・ローション・スプレー剤…アルコール含有により清涼感や冷却効果

が期待できるものの、脱脂作用があり、継続使用で皮膚表面のバリアがくずれやすい。特に敏感肌の人では注意が必要。

・ゲル…皮膚浸透性、洗浄性に優れ、冷却効果もあり。皮膚への刺激も少ない。

【使用期間の目安】

　急性の痛みにNSAIDsを用いる場合、塗布剤では1週間あたり50g（50ml）を超えての使用、貼付剤では2週間以上の使用は、いずれも避ける（過度な使用・長期連用の禁止）。

適切な薬を販売するための　痛み症状を訴える患者へのSTEP式アプローチ

STEP 3 避けるべき成分の判断

1 疾患・既往歴などからの判断

治療中の病気や使用している薬などはありますか？

　次の各症状等に対応する成分の投与により、病状悪化の可能性があるため、使用を避けるか、医師に相談する。

「消化性潰瘍」「重篤な腎障害・肝障害」「気管支喘息」「重篤な高血圧」「出血性疾患」

　→非ステロイド性抗炎症薬（NSAIDs）含有製剤（外用剤であっても血中に成分が移行することがある）

「貼付剤の使用でアレルギーを起こしたことがある」

　→アレルギーの原因成分（特に光線過敏症がある人の場合、ジクロフェナクナトリウムやケトプロフェンを使用していた部位に光線があたることで、強いかゆみを伴う発疹・発赤、ただれ、腫れなどの皮膚症状が起こる可能性がある）

「貼付剤の使用で皮膚に異常（①腫れ②痛み③ヒリヒリとした熱感・乾燥）が起きたことがある」

→①は抗ヒスタミン剤、インドメタシン、フェルビナク、ジクロフェナクナトリウム、②は温感成分、血行促進成分、③はインドメタシン、フェルビナク。

2 服用薬・年齢などからの判断

次の薬剤等を使用中の場合、作用の重

ほかに使用している薬などはありますか？

複や相互作用の恐れがあることから、できるだけ避ける。

・ワルファリン、サイアザイド系利尿薬→NSAIDs全般

〈年齢に関する注意点〉

15歳未満の小児：有効性・安全性が確認されていないことから、NSAIDs含有製品全般（インドメタシンについては塗布剤ならびに含有率１％以上の貼付剤では11歳未満の小児）の使用を避ける。

3 妊産婦に対する判断

妊娠もしくは授乳中ですか？

「妊娠もしくは妊娠の可能性がある」

ジクロフェナクナトリウム、ロキソプロフェンナトリウム水和物、ケトプロフェン、フェルビナク配合製品の使用を避ける。

「妊娠末期である」

インドメタシン配合製品の使用を避ける。

ワンポイントアドバイス 「急な痛みにはまずRICEを」

ねんざ直後やスポーツ後など急性期（24〜48時間以内）の痛みには、薬剤使用の前にまずRICE療法と呼ばれる応急処置を実践すると、炎症や腫れの軽減に効果が高いとされている。

RICEの意味は次のとおりです

Rest：安静（楽な姿勢をとり、患部を動かさない）

Ice：冷却（氷パックなどで15〜30分ほど患部を冷やす）

Compression：圧迫（包帯、添え木等で患部を圧迫する）

Elevation：挙上（できるだけ長く、患部を心臓よりも高い位置
　　に置く。浮腫の改善につながる）

水虫・たむしの薬

薬の作用や選択の基準

　真菌類の一種である白癬菌が皮膚に寄生することで起こる疾患（表在性真菌感染症）は、体のさまざまな部位（頭部、体部、股部、手、足、爪など）に発生し、部位ごとに病名が異なる。OTC薬では、この中の足白癬（水虫）と体部・股部白癬（たむし）に有効な製品が販売されている。

　一般的に水虫は、春から夏頃にかけて発症し冬期には治まる。主な症状は小さな水泡（水ぶくれ）ができる、皮がむける、びらん状態を呈する、かゆみを伴うなどのケースが多い。

適切な薬を販売するための 水虫症状を訴える患者へのSTEP式アプローチ

STEP 1 OTC薬が適切かの見極め

どんな具合ですか？

　症状が現れている場所や状態、発現（収束）時期などのヒアリングからOTC薬使用の可否を判断する。一番の判断ポイントは「これまでにも水虫の治療をしたことがありますか？」という質問に対する返答だ。

⑴ 「治療したことがある」場合

「治療したことがあり、菌の発見や症状の改善があった」

　　医師の検査・診断で白癬菌が確認されたり、外用薬等で症状の改善があれば、ほぼ水虫と確定される…OTC薬の適応

「治療したことはあるが、症状は改善されなかった」

外用の抗真菌剤を1〜2週間正しく使用した上でなんの改善も認められない場合は、外用剤では治療が困難な重症の足白癬※、あるいは接触皮膚炎、皮膚カンジダ症などの皮膚疾患の可能性がある…皮膚科の受診を勧める。

※爪が白く濁って肥厚する爪白癬（経口抗真菌剤との併用が必要）、重度のびらんを伴う趾間型足白癬（短期間のステロイド外用療法が必要）などがある。

⑵ 「治療したことがない」場合

【OTC薬の使用が適当な主なケース】

・**時期による変化は？** …5月頃から夏場にかけて徐々に悪化。冬に軽快。

・**症状の変化は？** …少し状態がよくなって治療をやめると症状が復活（毎年この繰り返し）。

・**具体的な症状は？** …赤み、水泡（破れて滲出液が出ることも）、強いかゆみ、皮がむける、皮膚が厚く硬くなる。

・**部位は？** …決まった場所だけに出現。

【OTC薬の使用が不適当な主なケース】

①白癬菌感染ではない皮膚疾患 ②ぜにたむし、いんきんたむしなどで患部が広範囲に及んだり、顔面の場合 ③患部が粘膜部（口腔、鼻腔、膣など）、陰嚢、外陰部の場合 ④患部の湿潤、亀裂、外傷がひどい場合 ⑤患部が化膿している場合

また、いずれの場合であっても①糖尿病もしくはその傾向がある②ステロイド剤を頻用している、といった場合には、白癬菌に感染しやすく、難治化しやすい状態のため、医療機関の受診を勧める。

STEP **2**　　**適切なOTC薬の選択**

気になる症状はなんですか？

　症状についてのヒアリングをもとに、OTC薬に含まれる成分の作用や特徴をふまえ、適切な薬を選ぶ。

● 水虫・たむし用剤の主な有効成分と作用

使用目的	薬効分類		主な成分名称	主な作用・適応など
抗真菌 （抗白癬菌）	抗生物質		ピロールニトリン	白癬菌の呼吸およびリン酸代謝を阻害
	アゾール系	イミダゾール系	クロトリマゾール	白癬菌の細胞膜に必須の成分エルゴステロールの合成阻害および細胞膜へ直接作用。抗菌スペクトルが広くカンジダにも有効。毒性は極めて低く、耐性菌も現れにくい。ビホナゾール、ラノコナゾール、オキシコナゾールは皮膚内貯留性が高く、効果が持続
			ミコナゾール硝酸塩	
			ビホナゾール	
			ラノコナゾール	
			オキシコナゾール硝酸塩	
	非アゾール系	チオカルバメート系	トルナフタート	白癬菌への抗菌活性が高い
		ピリミジン系	シクロピロクスオラミン	真菌細胞膜の代謝基質輸送能を阻害。カンジダにも有効
		アリルアミン系	テルビナフィン塩酸塩	白癬菌への抗菌活性・殺菌作用が強力。皮膚内貯留性が高い
		ベンジルアミン系	ブテナフィン塩酸塩	白癬菌に対してのみ特異的に強い抗菌活性を示す。カンジダへの抗菌活性は弱い

抗真菌 （抗白癬 菌）	非アゾール系	モルホ リン系	アモロルフィン塩 酸塩	エルゴステロールの合成阻害作用。抗菌スペクトルおよび抗菌活性はイミダゾール系に近い
鎮痒		消炎成分	クロタミトン	消炎作用により鎮痒に働く
		抗ヒスタミン成分	クロルフェニラミンマレイン酸塩	ヒスタミン受容体をブロックしてかゆみを抑える
		局所麻酔成分	リドカイン塩類	皮膚粘膜の知覚神経麻痺により鎮痒作用を発揮
		局所刺激成分	l-メントール	清涼感、鎮痒作用
角質溶解		角質軟化成分	サリチル酸	角質軟化作用、殺菌作用
			尿素	
皮膚保護		収れん成分	酸化亜鉛	皮膚の保護、収れん作用
殺菌・ 防腐		殺菌・ 防腐成分	ベンザルコニウム塩化物	表皮の殺菌により二次感染を防止する
抗炎症		抗炎症成分	グリチルレチン酸	皮膚炎症状（急性・慢性）を抑える
			グリチルリチン酸二カリウム	

【病状の確認と適した剤形の選択】

　水虫は次図のように大きく3タイプに分類される。剤形選択における基本は湿潤タイプなら乾燥させるクリームやパウダー、刺激の少ない軟膏を、乾燥していれば浸透力の高い液やゼリーなどとなる。

● 水虫のタイプ

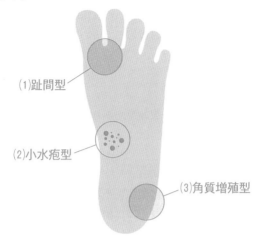

(1)趾間型

(2)小水疱型

(3)角質増殖型

(1) 趾間型

　指と指の間に発症。皮がむけ、湿って白くふやけた状態。亀裂やびらんが生じることもある。

・患部が乾燥…液、ゼリー、エアゾル

・患部が湿潤…軟膏、クリーム、パウダー

(2) 小水疱型

　足裏や側面に小さな赤い水ぶくれが発生。強いかゆみを伴う。

・水泡が破れていない（乾燥）…液、ゼリー、クリーム、エアゾル

・水泡が破れている（湿潤）…軟膏、クリーム、パウダー

(3) 角質増殖型

　主にかかとを中心として足裏全体の皮膚が肥厚し、ひび割れ・落屑（らくせつ）を生じる。冬期に悪化しやすい。

・乾燥が強い…軟膏、クリーム（乾燥が弱ければ液剤も可）

【薬剤塗布の効果的な方法】

病巣の中心から周辺へと拡散していく真菌の性質を考慮して、患部はもちろん、まだ症状のない周辺部まで広めに塗布するのが効果的といえる。

〈かぶれの症状からの判断〉

過去にイミダゾール系配合製品でかぶれたことがある場合、同系統の他成分も避けるようにする。

〈水虫のタイプと治療期間の目安〉

地道に薬を使い続ければ、趾間型、小水疱型ならおよそ4週間、軽症の角質増殖型であれば3ヵ月でほぼ治癒する。しかし完全に治癒せず、再発する人はかなり多い。これは、ある程度患部表面がきれいになり、かゆみなどが治まると治療をやめてしまう人が多いからである。白癬菌は表面だけでなく、皮膚の内部にも存在している。再発予防のためには、上記の期間に加え、さらに1ヵ月以上は治療を続けることが望ましい。

17 湿疹・かぶれ・皮膚炎の薬

🔖 薬の作用や選択の基準

　皮膚の炎症やアレルギーなどによって生じるかゆみ、赤み、熱感などの症状を抑える働きを持つ湿疹や皮膚炎の薬。OTCでは外用剤のみとなる。このほか口唇ヘルペスの再発を効能とした抗ウイルス剤、膣カンジダの再発を効能とした抗真菌剤もこの項で取り上げる（両者とも過去に医師の診断・治療を受けた人限定となる）。

> **適切な薬を販売するための** かゆみ症状を訴える患者へのSTEP式アプローチ

STEP 1 OTC薬が適切かの見極め

1 症状からの見極め

どんな具合ですか？

　次のようなケースでは、医療機関の受診を勧めることが望ましい。

「湿疹や皮膚炎が慢性化している」「かゆみや皮疹が全身など広範に及んでいる」

　→紅斑症、肥厚性瘢痕、薬疹、内臓疾患などの恐れがある。

「皮疹に痛みが伴う」

　→ウイルス性疾患の帯状疱疹や膿痂疹（のうかしん）などの細菌性疾患の恐れがある。

「アトピー性皮膚炎である」

　→一般用医薬品で対処できる範疇を逸脱している。

「すでに何らかの薬剤を5〜6日間使用したが、症状が治まらない」

2 疾患・服用薬などからの判断

次のような疾患や使用中の薬がある場合、全身性の疾患に伴う症状や、薬の副作用の可能性があることから、医療機関への受診を勧める。

【皮膚のかゆみ・湿疹を伴う主な全身性疾患】

①甲状腺機能障害　②糖尿病　③肝臓病　④腎臓病　⑤鉄欠乏性貧血

【かゆみ・炎症（接触皮膚炎）を起こす恐れのある主な薬剤】

①NSAIDs外用剤　②ステロイド外用剤　③抗生物質（フラジオマイシン、ゲンタマイシン）　④鎮痒成分（クロタミトン）　⑤点眼剤（抗アレルギー成分含有）　⑥殺菌消毒剤（クロルヘキシジングルコン酸塩、ポビドンヨード、ベンゼトニウム塩化物ほか）

【かゆみ・炎症（光線過敏症）を起こす恐れのある主な薬剤】

①抗生物質（テトラサイクリン系など）　②NSAIDs（プロピオン酸系、オキシカム系）　③糖尿病治療薬（スルホニル系）　④向精神薬（三環系抗うつ剤、フェノチアジン系）

【薬疹を起こす可能性のある主な薬剤】

①サルファ剤　②NSAIDs（アセトアミノフェン、エテンザミド、ピリン系）　③睡眠剤　④カルシウム拮抗剤

適切な薬を販売するための **かゆみ症状を訴える患者へのSTEP式アプローチ**

STEP 2 適切なOTC薬の選択

かゆみや皮膚はどんな状態ですか？

患者からのヒアリングをもとに、OTC薬に含まれる成分の作用や特徴をふまえ、適切な薬を選ぶ。

● 湿疹・かぶれ・皮膚炎の薬の主な有効成分と作用

薬効分類	主な成分名称	主な作用・適応など
ステロイド剤※	ヒドロコルチゾン酢酸エステル（weak）	血管収縮、抗炎症、抗アレルギー、細胞増殖抑制、免疫抑制などの作用により、炎症症状を鎮静する
	デキサメタゾン酢酸エステル（weak）	
	プレドニゾロン酢酸エステル（weak）	
	ヒドロコルチゾン酪酸エステル（mild）	
	プレドニゾロン吉草酸エステル酢酸エステル（strong）	
	フルオシノロンアセトニド（strong）	
	ベタメタゾン吉草酸エステル（strong）	
NSAIDs	ウフェナマート	プロスタグランジンの過剰産生を抑え、抗炎症・鎮痛に働く
抗炎症成分	グリチルリチン酸二カリウム	体内でグリチルレチン酸となって抗炎症作用を発揮
	グリチルレチン酸	
抗ヒスタミン成分	ジフェンヒドラミン（塩類を含む）	抗ヒスタミン作用によりかゆみを抑える
鎮痒成分	クロタミトン	消炎作用でかゆみを抑制
殺菌成分	イソプロピルメチルフェノール	殺菌作用およびかきこわしによる二次感染の防止
	ベンザルコニウム塩化物	
局所麻酔成分	ジブカイン塩酸塩	かゆみの伝わりを抑制
	リドカイン	
	アミノ安息香酸エチル	
ビタミン類	トコフェロール酢酸エステル	毛細血管の血行を促進する
保湿成分	ワセリン	皮膚の乾燥を抑え、保護する
	尿素	

抗ウイルス成分	ビダラビン	単純ヘルペスウイルスの増殖抑制。早期使用ほど効果大
	アシクロビル	
抗真菌成分	ミコナゾール硝酸塩	真菌の1つであるカンジダ菌を殺菌する
	オキシコナゾール硝酸塩	
	イコナゾール硝酸塩	

【ステロイド製剤についての注意点】

「部位などによる吸収の違いを考慮する」

　薬剤の経皮吸収は全身が均一の割合とはならない。これは皮膚の厚さや毛孔・汗孔の数、大きさが異なることなどが一因であり、身体各部位のステロイド剤吸収量比を測定した結果からも明らかである。比較的角質層の薄い下顎と角質層の厚い足裏では100倍近い差が生じる（次ページ図参照）。

　こうしたことから、ステロイド剤を処方する際は、部位による吸収のしやすさを考慮し、強度※を選ばなくてはならない。いうまでもないが、吸収のよい部位には弱いものを、吸収の悪い部位には強いものを選択する。

　このほか、基材の水溶性・脂溶性の度合いや剤形の違いでも吸収率は異なり、一般的に脂溶性のほうが水溶性よりも吸収されやすい。さらに皮膚の状態も関係してくる。びらん、潰瘍など皮膚表面に傷害があったり、乾燥している状態では、皮膚のバリア機能が低下しているため、吸収効率は高くなる。

※外用ステロイド剤は抗炎症強度からweak→mild→strong→very strong→strongestの5段階に分類される（OTC薬はweak、mild、strongの3種類）。

● ステロイド剤のヒトにおける部位ごとの経皮吸収比

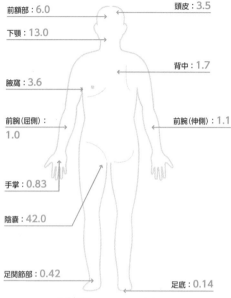

前額部：6.0
頭皮：3.5
下顎：13.0
背中：1.7
腋窩：3.6
前腕（屈側）：1.0
前腕（伸側）：1.1
手掌：0.83
陰嚢：42.0
足関節部：0.42
足底：0.14

前腕（屈側）を1.0としたときの比率

「長期連用を避ける」

OTC薬の場合、目安となる使用期間は5～6日程度で、1週間以上続けて使用しても症状に改善が見られない場合は、医療機関の受診を勧める。

「患部が化膿していたり、広範囲のときは使用しない」

化膿してる状態では、血管収縮、細胞増殖抑制、免疫機能低下などの作用から治癒が遅れる可能性がある。患部が広範囲に及ぶ場合は、早めの医療機関への受診を勧める。

STEP 3　避けるべき成分の判断

1　疾患・既往歴などからの判断

治療中の病気や過去にかかった病気などはありますか？

次のケースでは、各症状等に対応する成分の投与により、病状悪化の可能性があるため医師に相談する。

「水痘、化膿性の皮膚真菌症、ウイルス性の皮膚感染症がある」

→ステロイド含有製剤（免疫反応抑制により化膿症状が悪化する可能性がある）

「緑内障、白内障がある」

→ステロイド含有製剤（長期かつ広範囲の使用などで眼圧亢進の可能性があり、各疾病が悪化する恐れがある）

「NSAIDsに過敏症の既往がある」

→NSAIDs含有製剤（ショックなど過敏症発現の恐れがある）

「糖尿病、膠原病などの内臓疾患がある」

→すべてのOTC薬（現在の疾患に起因している可能性があることから、医療機関での治療を優先させる）

2　妊産婦に対する判断

妊娠もしくは授乳中ですか？

「妊娠もしくは妊娠の可能性がある」

ステロイド含有製剤、NSAIDs含有製剤の投与を禁忌とする（妊娠中、大量あるいは広範囲の使用について安全性が未確立）。

「授乳している」

安全性未確立につき、ステロイド含有製剤、NSAIDs含有製剤を使用しない（使用する際は授乳を避ける）。

「第1類医薬品販売の際のワンポイント」

抗ヘルペスウイルス剤、膣カンジダ用剤は、冒頭でも触れたように、いずれも以前に医師の診断を受けたことがある「再発」についてのみの効能という点のほか、次の内容についても留意したい。

口唇ヘルペスは唇および付近に小さな水泡を生じるのが大きな特徴の1つなので、唇や周囲以外にも症状が出ているケースではOTC薬の適応とはならず受診を勧める。

膣カンジダは症状がかゆみのみならクリーム剤を、おりもの、熱感など膣症状を伴う場合は膣錠もしくは膣錠とクリーム剤を併用する。また、膣カンジダ用剤（OTCの外用剤含む）はワルファリンの作用を増強する恐れがあるとされていることから、販売の際はワルファリン服用の有無を尋ね、服用中の場合は医師に相談するよう伝える。

膣カンジダでは、白く濁った酒粕様あるいはカッテージチーズ様の特徴的なおりものが出ることがあります

18 スキンケア用剤

💊 薬の作用や選択の基準

健康な皮膚を維持するためのスキンケア。用いられる製品は、医薬品以外（化粧品、医薬部外品）の占める割合が大きい。OTC薬のメインは尿素配合の製品で皮膚の機能を正常にし、状態の悪化を改善・予防するものとなる。

適切な製品を販売するための 肌の乾燥、かゆみなどを訴える患者へのSTEP式アプローチ

STEP 1 **OTC薬などが適切かの見極め**

> どんな状態ですか？

肌質や体質、職業、症状の現れる時期などのヒアリングから販売か、もしくは医療機関への受診勧奨かを判断する。

【OTC薬などの販売に適した主なケース】

「秋期から冬期（10月後半〜3月頃）にかけて症状が出やすい」
「飲食・サービス業ほか水仕事をする職場・生活環境下にあり、1年を通じて症状が出る」
「心理的なストレスが増えたり、健康状態が悪くなる（免疫力低下）に伴って症状が出現」
「特定の食品を摂取することで発症する」
「アレルギー体質である」
「肌のバリア機能が衰えた高齢者である」

こうした、背景に明確な病因がない肌トラブルの例では、OTC薬などを用いた症状の緩和・改善が有効な手段といえる。ただし、それ

はあくまでも対症療法としてであり、肌症状が出ないような環境・体質への改善を並行して行うことが重要である点を必ず伝える。

【医療機関の受診を勧めるケース】

・肌トラブルの背景に、糖尿病、甲状腺機能亢進症といった疾患や、妊娠など、要因が明確にある場合。

・乾癬（慢性で炎症性の角化症。赤い発疹の上に銀白色の鱗屑〈かさぶた〉が生じる）や貨幣状湿疹（かゆみを伴う赤い貨幣状の斑点）、アトピー性皮膚炎など原因が明確に特定できないもの。

適切な製品を販売するための　肌の乾燥、かゆみなどを訴える患者へのSTEP式アプローチ

STEP 2　適切なOTC薬などの選択　　気になる症状はなんですか？

症状や部位についてのヒアリングをもとに、OTC薬などに含まれる成分の作用や特徴をふまえ、適切な製品を選ぶ。

● スキンケア用剤の主な有効成分と作用

分類	成分名称	主な作用・適応など
天然保湿因子（NMF）	尿素	10％製剤は水分保持作用を、20％製剤は加えてたんぱく変成、角質溶解の作用により、皮膚に潤いを与え、弾力を増す
	アミノ酸類（トリメチルグリシンほか）	水分保持作用、消炎作用
酸性ムコ多糖類	ヘパリン様物質、ヘパリン類似物質	水分と結合して保湿効果を現す（水分保持作用）。刺激性は少なく、血流促進にも働く
	ヒアルロン酸ナトリウム	配合量の6000倍という高い水分保持作用に加え、吸湿作用により保湿機能を保つ

細胞間脂質	セラミド	主に細胞膜に存在し、バリア機能と水分保持作用を持つ
皮脂	スクワラン	深海ザメの肝油。浸透性に優れ、皮膚内部の水分蒸散を調節し、なめらかさ・潤いを維持。低刺激性
	γ-オリザノール	米ぬか由来成分。皮脂量増加により乾燥症状を改善する
抗ヒスタミン剤	ジフェンヒドラミン塩酸塩	鎮痒作用
鎮痒消炎剤	クロタミトン	かゆみ、炎症を鎮める
	カンフル（d体、dl体）	
局所麻酔成分	リドカイン	鎮痒作用
抗炎症成分	グリチルレチン酸(塩類含む)	炎症を抑える
ビタミン類・その他	ビタミンA	角層の水分保持に働く
	ビタミンE	血行促進、抗酸化、新陳代謝促進に働く
	ビタミンB$_2$	皮膚炎の改善などに働く
	ビタミンB$_6$	皮脂の分泌を調整する
	ローヤルゼリー	血行の促進に関与

※表の成分はすべて乾燥肌（ドライスキン）に対して使用する。
　各成分は、乾燥肌の種類や部位によって使い分けることが効果的である。

● 乾燥肌のタイプに応じた成分の有効度合い

	尿素	ヘパリン様物質	ヒアルロン酸	セラミド	皮脂	抗ヒスタミン剤	抗炎症剤	ビタミン剤
乾燥肌(通常)	◎	○	○	○	○	△	△	△
乾燥肌(敏感)	△	○	○	◎	○	○	△	△
鮫肌	◎	△	○	○	△	○	○	△
老人性乾皮症	◎	△	○	○	○	△	△	△
手・指の荒れ	○	◎	△	△	◎	△	△	○

かかと・膝の角化	◎	◎	△	△	◎	△	△	○

有効度合い：◎高い　○中程度　△低い

【尿素製剤についての注意点】

　尿素製剤には刺激性があるため、使用後に発疹・発赤、腫れ、かゆみ、かぶれ、刺激感（痛み、熱感、ピリピリ感）が起きたり、皮膚がかさぶたのようにはがれる状態になった場合、使用を中止する（または事前のヒアリングで肌が弱い人には10％製剤もしくは尿素配合でない製品を勧める）。

　このほか、①目の周囲や粘膜等　②引っかき傷などの傷口、ひび割れた部位　③かさぶたのように皮膚がはがれている箇所　④炎症部位（ただれ・赤く腫れている箇所）には使用しない。

【ヘパリン様物質についての注意点】

　血友病など出血性血液疾患のある人への投与は禁忌。また、使用後に皮膚炎、かゆみ、紅潮、刺激感などが生じた場合は、使用を中止する。

コラム Column　「乾燥肌のメカニズム」

　肌の最表面にある角質層が水分を保持し、その上に皮脂膜が形成されているのが正常な状態の肌（図1）。みずみずしく潤いがあるだけでなく、外部からの刺激を防ぐバリアとしての働きも持つ。しかし、加齢に伴う皮脂の減少や内外的素因から角質層の水分保持機能が低下することで肌は乾燥し、アレルゲンや微生物などが入り込みやすくなることから、炎症なども起こりやすくなってしまう（図2）。

●図1

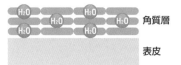

角質層

表皮

●図2

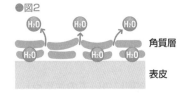

角質層

表皮

126

19 浣腸・駆虫薬

💊 薬の作用や選択の基準

OTC薬では、浣腸薬は便秘の際に排便を促す目的で使用され、駆虫薬は腸管内の寄生虫駆除を目的として用いられる。

適切な薬を 販売するための	製品購入希望者へのSTEP式アプローチ

STEP 1 OTC薬が適切かの見極め

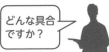
どんな具合
ですか？

次のような症状がある場合は医療機関の受診を勧める。

「便秘に伴う著しい腹痛や、吐き気・嘔吐がある」

　→腸管の狭窄・閉塞、腹腔内器官の炎症など急性腹症の可能性がある（浣腸薬配合成分の刺激により症状悪化の恐れがある）。

「排便の際に出血を伴う」

　→痔出血、あるいは直腸ポリープ、直腸がんによる出血の可能性が考えられる。

こうした症状のほか、頻繁な使用により慣れ（直腸の感受性低下）を生じることから連用は避けましょう。便秘以外のダイエットなどの目的での使用も不適です

STEP 2　適切なOTC薬の選択

> 気になる症
> 状はなんで
> すか？

　症状のヒアリングをもとに、OTC薬に含まれる成分の作用や特徴をふまえ、適切な薬を選ぶ。

● 浣腸・駆虫薬の主な有効成分と作用

分類		成分名称	主な作用・適応など
浣腸薬	注入剤	グリセリン	浸透圧の差により腸管壁から水分を取り込んで直腸粘膜を刺激し、排便を促す
		ソルビトール	
	坐剤	ビサコジル	小腸で吸収されて細菌で加水分解され、蠕動運動を亢進。排便反射を刺激する。結腸内で便からの水分再吸収抑制にも働く
		炭酸水素ナトリウム	直腸内炭酸ガスを発生させて腸管を刺激し、蠕動運動を亢進。生理的な排便作用を促す
駆虫薬	回虫	サントニン	回虫の自発運動を抑制し、虫体を排便とともに排泄
		カイニン酸	回虫に痙攣を起こさせ、排便とともに虫体を排泄
	蟯虫	パモ酸ピルビニウム	蟯虫の呼吸や栄養分代謝の抑制による殺虫作用を示す
	両方	ピペラジンリン酸塩	アセチルコリンの伝達を妨げ、回虫および蟯虫の運動筋を麻痺させ、排便とともに虫体を排泄

【駆虫薬についての注意点】

・大量に摂取しない…一度に多く服用しても効果が増強されることはなく、かえって副作用が現れやすくなる。

・複数併用しない…異なる製品を同時に摂取しても効果が上がることはない。逆に副作用が現れやすくなったり、駆虫効果が減弱する

ケースもある。

・空腹時に服用…食後に服用すると消化管からの駆虫成分の吸収が高まり、副作用を誘発する要因となる。

・ヒマシ油と併用しない…駆除した虫体や残留駆虫成分排出のために瀉下薬を併用する際、ヒマシ油を用いると腸管内で駆虫成分が吸収されやすくなり、副作用発現の可能性が高まる。

適切な薬を
販売するための　**製品購入希望者へのSTEP式アプローチ**

STEP 3　　**避けるべき成分の判断**　　治療中の病気などはありますか？

　次のケースでは、各症状等に対応する成分の投与により、病状悪化などの可能性があるため、投与禁忌もしくは使用の可否について医師に相談する。

【浣腸薬について】

「心臓病の診断を受けている」「高齢者」

　　→グリセリン製剤（排便時に血圧低下を生じ、立ちくらみの症状が現れる可能性がある）

「痔で出血がある（肛門や直腸粘膜に損傷がある）」

　　→グリセリン製剤（傷口からグリセリンが血管内に入り、赤血球の破壊〈溶血〉や腎不全発症の恐れがある）

「炭酸水素ナトリウム主薬の坐剤でショックを起こしたことがある」

　　→同剤配合の製品（炭酸水素ナトリウム主薬の坐剤は、まれに重篤な副作用としてショックを生じることがある）

「浣腸薬を連用している」

　　→浣腸薬全般（一時的な使用にとどめる。特に乳幼児では安易な使用を避ける）

「妊娠もしくは妊娠している可能性がある」

→浣腸薬全般（直腸への急激な刺激により早産・流産誘発の恐れがある）

【駆虫薬について】

「肝臓病の診断を受けている」

→サントニン（肝障害悪化の恐れがある）

「痙攣の症状がある」「貧血、または著しい栄養障害の診断を受けている」

→ピペラジンリン酸塩（薬剤自体に痙攣、倦怠感、眠気、食欲不振、下痢、便秘などの副作用があり、現症状が悪化する可能性がある）

「肝臓病」「腎臓病」

→ピペラジンリン酸塩（薬剤が血中に滞留して副作用を生じやすくなる恐れがある）

> **ワンポイントアドバイス　より完璧な駆虫のためには**
>
> 　駆虫薬は、腸管内に生息する虫体にのみ作用する。つまり、虫卵や腸管内以外に潜伏する幼虫（回虫の場合）には効果が及ばない。
>
> 　そこで、それらが成虫となった頃、再度使用することでより完全な駆除が可能となる。あらためて駆虫薬を使用する際は1ヵ月以上間隔をあけてから使用することとされている。
>
> | 回虫、蟯虫の感染は、感染経路から考えて、生活をともにする家族にも可能性があります。誰かに感染が確認された場合、世帯全員で駆虫を図ることが基本となります

20 強心薬

💊 薬の作用や選択の基準

強心薬は、日常の疲労やストレスによる心臓の働きの軽度な乱れからくる動悸、息切れといった症状に対し、心機能を整えることでその改善を図る薬である。主に心筋の収縮力を高めるとされる成分が配合されている。

適切な薬を販売するための	動悸や息切れなどを訴える患者へのSTEP式アプローチ

STEP 1 **OTC薬が適切かの見極め**   どんな具合ですか？

次のようなケースでは、医療機関の受診を勧めるか、もしくは、かかりつけの担当医または処方薬の調剤を行った薬剤師に相談する。

「心臓病に限らず何らかの疾患で医師の治療を受けている」

→強心薬の使用により治療中の疾患に悪影響が生じたり、動悸、息切れといった症状が治療中の疾患に起因しているほか、処方された薬剤の副作用など、多くの可能性が考えられる。

「特に激しい運動をしていないのに突発的に動悸や息切れが起こる、意識が薄れる、脈が十分触れなくなる、胸部の痛みや冷や汗を伴う」

→重篤な心臓疾患ほか早急に医療機関で対処すべき病因による症状の可能性がある。

STEP 2　適切なOTC薬の選択

気になる症
状はなんで
すか？

　各種症状についてのヒアリングをもとに、OTC薬に含まれる成分の作用や特徴をふまえ、適切な薬を選ぶ。

● 強心薬の主な有効成分と作用

分類	成分名称	主な作用・適応など
強心成分	センソ	ヒキガエル科シナヒキガエルなどの腺分泌物。心筋に直接刺激を与えて収縮力を高める（強心作用）。微量でも作用が強く、摂取量には注意が必要
	ジャコウ	シカ科ジャコウジカなどの腺分泌物。強心作用。呼吸中枢刺激による呼吸機能向上。中枢神経に働き、気付け効果を発揮
	ゴオウ	ウシの胆嚢中に生じた結石。強心作用、鎮静作用、血管拡張による降圧作用を有する
	ロクジョウ	シカ科マンシュウアカジカなどのオスの幼角。強心・強壮・血行促進作用を持つ
その他	リュウノウ	中枢神経系刺激による気付け効果
	シンジュ	鎮静作用
	レイヨウカク	鎮静作用
	ジンコウ	鎮静・健胃・強壮作用
	動物胆	消化機能を向上させ、各成分の吸収を促進
	サフラン	鎮静・鎮痛作用
	ニンジン	強壮作用

【センソについての注意点】

・1日の服用量が5mgを超える医薬品は劇薬指定となっており、一般
　用医薬品では1日用量が5mg以下となるように定められている。ま

た、定められた用量であっても悪心（吐き気）、嘔吐の副作用が発現することがある。

・配合内服製剤はかまずに服用する（口中でかみ砕くと舌などが麻痺することがある）。

【センソ含有の強心薬全般に関する注意点】

・一般に5〜6日間用いても症状の改善が見られないときは、呼吸器疾患、貧血、高血圧、甲状腺機能異常、精神神経系の疾患ほか心臓以外の要因が考えられる。販売の際は、その旨を伝え、適宜、医療機関を受診するよう勧める。

・15歳未満は服用しない。

・妊娠もしくはその可能性がある人は使用しない。

ワンポイントアドバイス 「OTC薬の使用が推奨されるケース」

　一般用医薬品の強心薬では、日常生活の中での活動中もしくは平静時に起こる体の不調による一過性の動悸・息切れが使用対象となる。動悸は、心臓の機能低下により十分な血液を拍出できない状態を脈拍数増により補おうとすることで生じる。この際、心臓の拍動は強く、もしくは早くなり、脈拍が乱れる状態を不快に感じる。息切れは、息をすると胸苦しさや不快さを感じ、意識的な呼吸運動を必要とする状態で、心臓から十分な血液が送り出されないことで身体各部への酸素供給が低下し、それを呼吸運動で取り込む酸素量を増やそうとして起こる。

　一過性の動悸・息切れの主な原因は①睡眠不足や疲労からくる心臓の働きの低下②不安やストレス等の精神的要因などがあります。また、特に女性では、貧血や更年期におけるホルモンバランスの乱れなどに起因するケースも考えられます

21 高コレステロール改善薬

薬の作用や選択の基準

高コレステロール改善薬は、血中コレステロール異常の改善および
それに伴う末梢血行障害（手足の冷え、しびれ）の緩和などを使用目
的とした医薬品である。主に配合されているのは、末梢組織へのコレ
ステロール吸収の抑制や肝臓でのコレステロール代謝の促進などに働
く、血中コレステロール異常の改善を促す成分となる。

適切な薬を販売するための コレステロール値改善を訴える患者へのSTEP式アプローチ

STEP 1 OTC薬が適切かの見極め

どんな具合
ですか？

次のようなケースでは、かかりつけの担当医または処方薬の調剤を
行った薬剤師に相談する。
「高コレステロール血症もしくは脂質異常症で医師の診療を受けてい
る」

適切な薬を販売するための コレステロール値改善を訴える患者へのSTEP式アプローチ

STEP 2 適切なOTC薬の選択

気になる症
状はなんで
すか？

各種症状についてのヒアリングをもとに、OTC薬に含まれる成分
の作用や特徴をふまえ、適切な薬を選ぶ。

● 高コレステロール改善薬の主な有効成分と作用

分類	成分名称	主な作用・適応など
高コレステロール改善成分	大豆油不けん化物（ソイステロール）	末梢組織におけるコレステロールの吸収抑制
	ポリエンフォスファチジルコリン	コレステロールと結合して肝臓で代謝されやすいエステルを形成する
	リノール酸類	
	パンテチン	肝臓でのコレステロール代謝を正常化。LDL分解促進。HDL増加
ビタミン類	リボフラビン酪酸エステル（ビタミンB$_2$）	過酸化脂質と結合して代謝を促進
	トコフェロール酢酸エステル（ビタミンE）	コレステロールからの過酸化脂質生成を抑制。末梢血行障害の緩和

【高コレステロール改善成分の注意点】

　大豆油不けん化物（ソイステロール）、リノール酸（を含む植物油）、ポリエンフォスファチジルコリン（大豆から抽出・精製したレシチンの一種）、パンテチンなどは、いずれも脂溶性のため、悪心（吐き気）、胃部不快感、胸焼け、下痢などの消化器系の副作用が出ることがある。

【高コレステロール改善薬使用にあたっての注意点】

　およそ1～3ヵ月間、生活習慣の改善を図りながら、高コレステロール改善薬を併用しても血液検査の数値に改善が見られない場合、いったん使用を中止し、医療機関の受診を勧める（遺伝や内分泌的な要因の可能性が考えられるため）。

コラム
Column

「あなたはどれだけ "コレステロール" を知っているか？」

　　まずはじめに、コレステロールは細胞膜の主成分であり、胆汁酸、副腎皮質ホルモンの産生にも関わるなど生体にとって不可欠な物質である（何となく悪者というイメージは間違い）。

生命維持に必要なコレステロールは、肝臓などで合成される分が約80％、飲食物から摂取するのはおよそ20％という比率になる（コレステロール値を下げるには含有量の多い食品をとらなければ大丈夫、というわけではない）。

　脂溶性で水に溶けにくいコレステロールは、血液中ではたんぱく質と結合したリポたんぱくという状態で存在する。比重によりいくつかに分類されるが、主にコレステロールを運搬しているのは低密度リポたんぱく(LDL：Low Density Lipoprotein)、高密度リポたんぱく（HDL：High Density Lipoprotein）の2つ。これらは全く逆の働きを担っている。LDLは肝臓から体内の各組織（末梢）にコレステロールを運び、HDLは各組織から肝臓にコレステロールを運ぶ。そこでLDLの量が増えるとコレステロールの運搬が末梢に偏るため、一般に「悪玉コレステロール」などと呼ばれている。

　だが、血管壁に傷がない場合、多少LDLの値が高くても動脈硬化（ひいては重篤な心・脳疾患を引き起こす要因）になる率は高くないという実験もある。この際、問題となるのが、血管を傷つけるだけでなく、LDLを過酸化脂質に変化させてしまう活性酸素だ。コレステロールコントロール、要するに血液の健康を保つという観点からいえば、LDL値を下げることに加え、活性酸素の除去やコレステロールの排泄に関わる食物繊維、ビタミンC、Eなどの摂取も、勝るとも劣らない重要な点だといえる。

22　滋養強壮保健薬

薬等の作用や選択の基準

　滋養強壮保健薬は、体の不調を生じやすい状態や体質改善、特定の栄養素不足による症状の改善もしくは予防などを目的に服用する医薬品である。ビタミン成分、ミネラル、アミノ酸、生薬成分などが配合されている。同じくビタミンなどの補給を目的として医薬部外品の保健薬がある。

　共通する効能効果は「滋養強壮、虚弱体質の改善、病中・病後の栄養補給」などであり、医薬品においてのみ「神経痛、筋肉痛、関節痛、しみ・そばかす」など特定部位の症状の緩和といった効能・効果が認められている。

適切な薬等を販売するための 疲れ・だるさなどを訴える患者へのSTEP式アプローチ

STEP 1 OTC薬などが適切かの見極め

どんな具合ですか？

　次のようなケースでは、医療機関の受診を勧めるか、もしくは受診する必要性があることを販売時に伝えるようにする。

「症状（痛み、疲労など）が慢性化している」

　→痛みなどを感じる部位が、原因のある部位と同一でない可能性がある。

「しみ、そばかす、日焼け、かぶれによる色素沈着で、皮膚の色素の点（特に黒または濃い色のもの）が次第に大きく拡大したり、形や色が変化してきた」

　→悪性黒色腫のような重大な病気の可能性がある。

気になる症
状はなんで
すか？

STEP 2 適切なOTC薬などの選択

　症状やその部位についてのヒアリングをもとに、OTC薬などに含まれる成分の作用や特徴をふまえ、適切な製品を選ぶ。

● 滋養強壮保健薬の主な有効成分と作用

分類	成分名称	主な作用・適応など
ビタミン類	ビタミンA	皮膚・粘膜の機能を正常に保つ。夜間視力の維持
	ビタミンD	カルシウムについて、腸管からの吸収ならびに尿細管からの再吸収を促進し、骨形成を助ける
	ビタミンE	体内の脂質酸化を防ぎ、細胞の活動を助ける。血流改善作用
	ビタミンB_1	糖質（炭水化物）からのエネルギー産生を促進し、神経・筋肉へエネルギーを供給。神経・筋肉の働きを正常に維持する。腸管運動促進により便秘の改善にも働く
	ビタミンB_2	脂質の代謝に関与。皮膚や粘膜の機能を正常に保つ
	ビタミンB_6	アミノ酸、たんぱく質の代謝に関与。皮膚や粘膜、神経機能を正常に維持する
	ビタミンB_{12}	DNA合成促進により細胞を増殖。赤血球の形成補助。末梢神経の損傷修復
	ビタミンC	体内の脂質を酸化から守る（抗酸化作用）。免疫力強化。コラーゲンの合成に関与して、皮膚・粘膜の機能を正常に保つ
	ナイアシン	皮膚・粘膜等の機能維持を助ける働きを持つ
	パントテン酸塩類	
	ビオチン	

アミノ酸	システイン	髪や爪、肌などに存在。皮膚の新陳代謝を活発にする。肝臓のアルコールを分解する酵素の働きを助けるとともにアセトアルデヒドと直接反応して代謝を促進する
	アミノエチルスルホン酸 (タウリン)	脳や心臓、目、筋肉、神経などあらゆる部分に存在する。細胞の機能を正常に働かせる。肝機能改善にも有用
	アスパラギン酸ナトリウム	疲労原因物質の乳酸の分解を促進し、エネルギー産生効率を高める
生薬成分	ニンジン	ウコギ科オタネニンジンの根を乾燥させたもの。神経系の興奮および副腎皮質の機能亢進などから抗ストレス作用を、また胃腸の機能を高めて新陳代謝を促進
	ジオウ	血糖降下、補血、強壮、解熱などの作用を持つ
	ゴオウ	ウシの胆嚢中に生じた結石。強心作用、鎮静作用、血管拡張による降圧作用を有する
	ロクジョウ	シカ科マンシュウアカジカなどのオスの幼角。強心・強壮・血行促進作用を持つ
	イカリソウ	強壮・強精・精液分泌促進作用
	ハンピ	マムシの内臓と皮を取り去り乾燥させたもの。強壮・強精作用。内臓の働きを活性化し、疲労回復に効果的
	ヨクイニン	イネ科ハトムギの種皮を除いた種子。肌荒れやイボに有効
	タイソウ	ナツメの果実。筋肉の緊張や知覚過敏を緩和。胃腸機能を整える
	クコシ	目の疲れ、腰や膝のだるさ改善、肝機能向上
その他	カルシウム塩類	骨や歯の形成に必要な栄養素。筋肉の収縮、血液凝固、神経機能にも関与する
	ヘスペリジン	ビタミン様物質の1つ。ビタミンCの吸収を助けるなどの作用がある
	コンドロイチン硫酸 (塩類含む)	軟骨組織の主成分。軟骨成分の形成および修復に働く

	グルクロノラクトン	肝血流を促進し、肝臓の働きを助ける
その他	カルニチン塩化物	体脂肪燃焼に働き、エネルギー変換を助ける
	カフェイン	中枢覚醒作用で集中力を高める

【服用に際しての注意点】

「1ヵ月ほど継続服用しても症状が改善しない」…原因が栄養素の不足以外の恐れがあるため医療機関の受診を勧める。例えば、目の乾燥感や眼精疲労、結膜充血については、涙腺の異常やシェーグレン症候群（涙腺などに障害を及ぼす全身性疾患）などの、口角炎、口内炎、口唇炎、舌炎については疱疹ウイルス感染などの可能性が考えられる。

「脂溶性ビタミンやカルシウム剤の過剰摂取」…体外に排出されやすいB群やCなどの水溶性ビタミンと違い、脂溶性ビタミンのA、D、E、Kやカルシウムは体内に蓄積されやすく、用量を超えた摂取により過剰症を生じる恐れがある。用量を守るとともに、同成分を含む他剤など（胃腸薬や健康食品など）との併用にも留意するよう伝える。

「手術・出産の直後などで出血しやすい」「服用後に乗り物や機械類の運転・操作を行う」…薬用酒類の服用を避ける（前者については血行促進作用から、後者についてはアルコールを含有することから）。

「妊娠3ヵ月以内の妊婦もしくはその可能性がある人、および妊娠を希望している女性」…ビタミンAを過剰に摂取しない（妊娠3ヵ月までの間にビタミンAを1日1万5000IU以上摂取した妊婦から生まれた新生児に先天異常の割合が上昇したという報告がある）。

「いつ飲むのが効果的？」

　まず大前提として、飲む時間帯により大きく効果が変わるということはない。

　その上で、脂溶性ビタミンは食後のほうが吸収率は高まる。胆汁酸の分泌が促進されるためだ。

　一方、一般に胃腸への負担が少ない主な生薬製剤については、空腹時のほうが吸収効率は高い。漢方薬が食間の服用を推奨されるのもこのためである。

　ドリンクタイプの滋養強壮薬ではアルコールやカフェインを配合しているものが多いことから、就寝前に飲むのは避けたほうがいいだろう。

　こうしたさまざまな条件をふまえた上で、患者の体質や、製品の含有成分から考えるのがよいだろう。

> かぜをひいた際、かぜ薬とドリンク剤を併売するケースがありますが、カフェイン配合のかぜ薬を販売する場合、1回の摂取量が200mg、1日の摂取量が500mgを超えないよう、商品選択ならびに食事への配慮をするように伝えましょう

23　泌尿器の薬

薬の作用や選択の基準

　OTCの泌尿器用薬は、頻尿や軽い尿漏れ、残尿感、排尿困難などの改善を目的として用いられる。

適切な薬を販売するための **排尿異常などを訴える患者へのSTEP式アプローチ**

STEP 1　**OTC薬が適切かの見極め**　どんな具合ですか？

　一般的に頻尿とは、日中8回以上、就寝中1回以上トイレに行く状態で、OTC薬が適応となるのはストレス性の尿意切迫感や加齢に伴う膀胱機能低下によるものとなる。

　そこで、排尿異常をきたす何らかの原疾患が存在すると思われる次のようなケースでは、医療機関の受診を勧める。

「夜間のみ頻尿となる」

　→心不全、慢性腎不全、前立腺肥大の特徴的な初期症状であり、各疾病の可能性がある。

「尿の色が赤っぽい」

　→膀胱炎、腎炎、腎盂腎炎、尿路結石、さらに腎臓や膀胱のがんによって、尿に血液が混入している可能性がある。

「尿の色が黄褐色」

　→肝炎など肝臓疾患の可能性がある。

「尿が白く濁っている」

　→尿道炎、腎盂腎炎などの可能性がある。

適切な薬を
販売するための 排尿異常などを訴える患者へのSTEP式アプローチ

STEP 2 適切なOTC薬の選択ならびに
避けるべき成分の確認

気になる症
状はなんで
すか？

　OTCの泌尿器用薬は抗コリン剤のフラボキサート塩酸塩製剤か、
生薬を用いた漢方・生薬製剤の2種類に大別される。主な有効成分と
その作用は次のとおりとなる。

〈泌尿器用薬の主な有効成分と作用〉

・フラボキサート塩酸塩（抗コリン剤）…中枢性の排尿反射抑制作用
　により膀胱用量を増大。ストレスや緊張など心因性の頻尿・残尿感
　がある女性に有効。

【投与禁忌】

「**男性**」…前立腺肥大症の可能性がある。

「**排尿痛や膀胱痛がある**」…尿路感染症、細菌性膀胱炎の可能性があ
　る。

「**15歳未満の小児**」「**妊婦または妊娠していると思われる人**」「**授乳中
の人**」…安全性が確立されていない。

・ウワウルシ（生薬成分）…ツツジ科クマコケモモの葉。利尿作用の
　ほか、尿中に排泄される分解代謝物が抗菌作用を示し、尿路の殺菌
　消毒に働く。

> その他の生薬・漢方製剤は第2章の「12　泌尿器系に関する症
> 状」をご参照ください

「高齢者に頻尿の人が多いのはなぜ？」

　高齢になると「さっき行ったばかりなのに、また……」と、頻尿の傾向が高くなるもの。これについては、腎臓の機能が低下しているという側面はもちろんあるが、加えて要因の１つとなるのが加齢に伴う抗利尿ホルモン（ADH）の減少である。

　通常、ADHは多くのホルモンを分泌する脳下垂体から分泌され、腎臓の集合管に作用して夜間尿を濃縮する。しかし、高齢者の場合、腎機能の低下とともにADHの分泌も低下することから、尿が濃縮されなくなる。そこで、夜中に２回以上トイレに行く状態、いわゆる夜間頻尿のケースが特に多くなるのである。

> このほか、心筋の働きが低下していると足の静脈の血流が悪化しますが、就寝のために横になることで体内を循環し、急激に腎臓に送られるため、夜間の頻尿につながるケースもあります

24 禁煙補助剤

薬の作用や選択の基準

　禁煙成功には、本人の意志とともに、喫煙以外の方法によりニコチンを薬剤として補給するニコチン置換療法が有効とされ、ニコチンを主成分とする医薬品の禁煙補助剤が用いられる。

　OTC薬では第1種医薬品のパッチタイプと第2種医薬品のガムタイプがある。

適切な薬を販売するための	禁煙補助剤を求める来店者へのSTEP式アプローチ

STEP 1　OTC薬が適切かの見極め

どんな具合ですか？

　次のような症状などがある人についてはOTC薬の販売を避け、必要に応じて医療機関の受診を勧める。

【ガム剤について】

「あごの関節に障害がある」

「口内炎やのどの痛み・腫れがある」…口内、のどに刺激感などの症状が現れる恐れがある。

【ガム剤、パッチ剤共通】

「禁煙補助剤を使用しても禁煙が困難なほど依存状態が重い」

「非喫煙者である」…ニコチンへの耐性がないことから、吐き気、めまい、腹痛などの症状が現れる恐れがある。

「脳梗塞や脳出血などの急性期脳血管障害と診断された」

「重篤な心臓病などの基礎疾患がある（3ヵ月以内に心筋梗塞の発作があったり、重度の狭心症や不整脈の診断を受けている）」
「うつ病の診断を受けたことがある」

　次のような疾患や既往歴がある場合、使用している治療薬の効果に影響が生じたり、症状を悪化させる恐れがあることから、医師に相談することを勧める。

【ガム剤、パッチ剤共通】
　①心臓疾患　②脳血管障害　③高血圧　④甲状腺機能障害　⑤褐色細胞腫　⑥糖尿病（インスリン製剤を使用中の人）　⑦咽頭炎　⑧食道炎　⑨十二指腸潰瘍　⑩肝臓病　⑪腎臓病

適切な薬を
販売するための **禁煙補助剤を求める来店者へのSTEP式アプローチ**

STEP 2 適切な剤形を選択・
提供する

それぞれのメリット・デメリットを知ろう

● OTCの禁煙補助剤の特徴

	ガムタイプ	パッチタイプ
メリット	・作用発現までが短時間 ・ニコチン摂取量が調節可能 ・低カロリー ・口寂しさが紛らわせる	・1日1回貼るだけでOK ・血中濃度を安定的に維持可 ・使用中目立たない ・歯や口内の状態は不問
デメリット	・唾液を飲み込むと吐き気や腹痛等の副作用が出やすい ・かみ方にコツが必要 ・口中が酸性時は吸収が低下	・皮膚のかゆみ・かぶれの可能性がある。 ・就寝前にはがし忘れると不眠、悪夢などの副作用も

デメリット	・ガムをかめない人は使用できない	・接触面の大きさにより頭痛（ニコチン量が多いことによる副作用）が発生

【服用に際しての注意点】

「アドレナリン作動成分配合の製品と併用しない」…ニコチンが交感神経系を興奮させる作用を持つことから、かぜ薬、鎮咳去痰薬、鼻炎薬などと併用した場合、作用増強の恐れがある。また同様な理由から他のニコチン製剤とも併用しない。

「添付文書で定められた期限を超えて使用しない」…長期連用により身体・心理両面から依存傾向が生じるとの報告がある。

「ニコチン製剤使用直後には喫煙をしない」…多量のニコチン摂取により、吐き気、めまい、腹痛などニコチン中毒を起こす可能性がある。

「口腔内を酸性にする食品摂取直後に服用しない（ガム剤）」…ニコチンの吸収が低下するため、コーヒーや炭酸飲料などを摂取した場合、しばらく時間をおいてから使用する。

「使用は原則１回につき１個」…多く使用しても禁煙効果が上がることはなく、逆にニコチン過剰摂取による副作用のリスクがアップする。

「単にかめばいいわけではない（ガム剤）」…ガムではあるが、お菓子ではなく医薬品。かみ方により、効果や副作用のリスクが左右される。

　基本は頓服。タバコを吸いたくなったら、ガム剤を口中に含んでまずは十数回かみ、ニコチンのピリッとした味を感じたところで歯茎と頬の粘膜の間にガムを挟む。そのままピリピリした感覚がなくなるまでキープ。これを30～60分、断続的に繰り返す。この間に出てくる唾液は飲み込まず、吐き出す。

【妊産婦に対する注意点】

「妊娠・授乳している場合、使用を避ける」…妊娠については動物実験での催奇形性やアシドーシス、呼吸運動抑制の報告がある。また、乳汁中へ成分が移行するケースがあり、乳児が頻脈を起こす恐れがあることから、授乳中は使用しない（使用する際は授乳を避ける）。

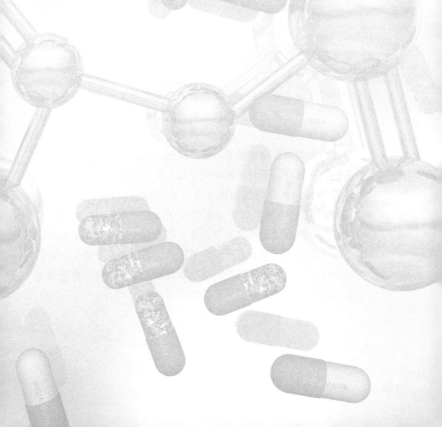

第 2 章

漢方薬・生薬製剤販売の対応

はじめに① ～人間全体をトータルに診る医学

カラダをバラバラにできますか？

例えば、胃が痛くて病院に行った際、そこで「胃だけを置きざり」にして、「じゃあ先生、あとはよろしくお願いします」なんてことは当然不可能。しかし、病気の一部である症状だけを診て治療を行う西洋医学は、実際そういう治療法である。胃以外の肉体は、病院にいながらも「おいてけぼり」の状態というケースが少なくない。

西洋と東洋の医学において、大きく異なる考え方の１つに「整体観念」がある。

コラム Column **整体観念とは？**

人間の体を「１つの小さな宇宙（世界）」とみなし、臓器や神経ほか人間の心身を構成する全要素がすべて関連し合っているとする考え方。これが東洋医学の考えであり、人体のつくりから見ればごく当たり前のことといえる。

私たちの体を構成する心臓、眼球、膀胱、脳、腎臓などの臓器・器官は、それぞれが独立した単なる部品ではない。血管や神経、さらには後述する「気」「血」の通り道である「経絡」という体内のネットワークにより、互いに関連し合いながら生命活動を営んでいる。こうした関連性を体系的にとらえた考え方が「五行説」である。このような考えが背景にあるからこそ、病気を、症状単体からではなく、体全体を診て判断することができるのである。

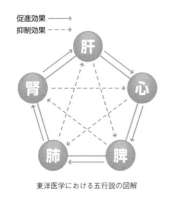

促進効果 ——→
抑制効果 ----→

東洋医学における五行説の図解

肝	関連するもの
	■味：酸　　■季節：春　　■感情：怒
	■臓腑：胆　　■心身：目、爪、筋

心	関連するもの
	■味：苦　　■季節：夏　　■感情：喜
	■臓腑：小腸　　■心身：舌、顔

脾	関連するもの
	■味：甘　　■季節：梅雨　　■感情：思
	■臓腑：胃　　■心身：口、唇

肺	関連するもの
	■味：辛　　■季節：秋　　■感情：憂
	■臓腑：大腸　　■心身：鼻、体毛

腎	関連するもの
	■味：鹹　　■季節：冬　　■感情：恐
	■臓腑：膀胱　　■心身：耳、髪

ココロとカラダも切り離せない

　仕事や人間関係などから生じたストレスは全身の血行不良を招く。そこで胃の新陳代謝に障害が起こると、胃粘膜が荒れ、防御機能の低下から胃痛が生じる。このように、情緒やメンタル面が体に影響を与えることは人間の体のメカニズムからも明らかである。東洋医学がココロとカラダの関連性を重視するのも、要は至極当然のことといえる。

人間は"自然の一部分"

　衣服や住居、冷暖房などに守られた私たちの生活環境は、苛酷な大自然のまっただ中というわけではない。しかし、四季や天候、昼と夜など、変化する自然の中で生きていることには違いない。植物や昆虫、動物たちと同様、私たち人間も、私たちを取り巻く変化し続ける自然環境の影響を、想像以上に大きく受けながら生きている。例えば、冬場に悪化する神経痛や腰痛が、気候が暖かくなると多少快方に向かうといった話を接客の折に聞いたり、自身で体験した人もいるのでは。また、警視庁の発表で自殺者が増加傾向となる5月は、気象庁の統計で見ると、年間を通して昼夜の気温（寒暖）の差がもっとも激

しい。自殺にはさまざまな要因があるだろうが、激しい寒暖の変化により自律神経系の働きが乱れ、精神的に不安定になりやすい時期であることも一因となっているであろうと指摘する医療関係者は少なくない。

 ## 自然はプラスとマイナスからできている

　人間の心身が自然から受けるすべての影響は、「陰陽」という考え方で説明することができる。

陰陽とは？

　「高低」「大小」などの相対的な事柄を表す言葉。強いて換言すれば"冷やす暖める"というイメージになる。陰は冷やす（潤す）働きを持つもの全般を、逆に陽は暖める働きを持つもの全般を指す。例えば、夏は"陽"がピークになり、だんだん"陰"が強くなっていき、冬に"陰"が最高になる。そしてそこからだんだんと"陽"が強くなっていって春を迎え、また夏を迎える。1日単位でみると、太陽が昇っている昼は"陽"が強く、夜は"陰"が強い。人間の体で考えれば、冷え性の人は体内の"陰"が強く、熱やほてりのある人は"陽"が強い状態になっているということだ。

> ほかにも、食材であれば、スイカ、タコ、トマト、豚肉は陰性で冷やし潤す性質を、エビ、サケ、ニラ、トウガラシは陽性で温める性質を持っています。また、黒、灰色などの寒色は陰性、赤、黄色などの暖色は陽性。性格の面でいえば、活発で陽気な状態は陽、落ち込んで陰気な状態は陰となります

　要するに陰陽とは、私たちが日常生活を送る中のさまざまな場面に登場するすべての物事・事象にあてはまる"相反する考え方"といえる。季節・天候の変化やライフスタイルなどにより、私たちの心身の陰陽バランスは常に変化し続ける。つまり陰陽という考え方を治療に

活かす東洋医学（漢方）は、「時々刻々変化する一瞬一瞬において、最も効果的な治療を行うための医学」といえる。

自分の証を知ることが健康への第一歩

東洋医学には「証」と呼ばれる、人のタイプや病気の分類の方法がある。

**コラム
Column**　　証とは？

　背格好や体質、性格などから「やせてるね」「かぜをひきやすいな」「怒りっぽいよ」など、私たちは日頃から周りの人を、さまざまな形で分類し、また、されてもいる。"証"とは、こうしたさまざまなパーソナルな情報に加え、病気になった際の病状や体調の変化なども表す。つまり次のように要約できる。

1．個々の人ごとの体質、体型、性格などを総合的にとらえた心身の状態を類型的に表した分類法

2．病気の進行と体調の変化を表す分類法

証は対比する項目によりさまざまな分類の仕方がある。例えば、"実証""虚証""中間証"というのも証の1つの分け方となる。実証とは、一言でいえば「心身に不要（余分）なものがある状態」。このため実証タイプの人は、便秘、肥満、むくみ、生理痛などが起こりやすくなる。虚証はその反対で、「心身に必要なものが足りていない状態」。そこで、疲れやすい、食欲不振、全身的な冷えなどが顕著となる。そして中間証とは、体に必要なものが過不足なくある、バランスの取れた状態となる。

健康とは「プラスマイナスゼロ」の状態

先述した陰陽や証を含め、東洋医学（漢方）はバランスを最も重視

する医学といえる。難解と思われがちな東洋医学だが、その真髄は

「余分なら排出し、足りなければ補う」

という、いたってシンプルな考え方にもとづいている。例えば、陽（熱）が強い熱証で余分な熱が体内にある実証の人なら、余分な熱を排出するために、陰（寒冷）の性質を持つ漢方薬や食べ物を用いて寒熱の偏りがない状態に戻せばよいというわけだ。

「中国に『漢方』はない？」

　OTCの世界で最も一般的な東洋医学といえば漢方だが、これは一体どこの国の医学かご存知だろうか？

　そう、正解は中国、ではない。実は「日本独自の東洋医学」なのだ。アジア各国には、中国の伝統的医学である中医学、韓国の韓医学、インドのアーユルヴェーダなど、それぞれ独自の医学体系が存在する。では漢方はというと、遣隋使、遣唐使の時代に日本に伝わった当時の中国の伝統医学が、江戸時代から明治時代にかけて発達した医学体系。中国の漢の時代に作られた医学書がベースであるとはいえ、数多くの日本的な考え方が採り入れられており、もはや中医学とは異なる、「独自の」と呼ぶにふさわしい日本の伝統医学なのである。

> 実際、中国には本来、「漢方」という言葉がありません。これも日本独自の医学体系であるゆえんといえるでしょう

 体の調子を左右する3要素（気・血・津液）

(1)　3つのパラメーターの変化は直感的に把握できる

　ここまで"陰陽""証（虚実）"などの東洋医学の基本的な、いい換えれば日常生活の中でもあてはまる、普遍的な考え方を紹介してきた。それに比べれば、この項で紹介する"気・血・津液"は少々独特

な考え方かもしれない。しかし、決して難解ではない。ある意味、最も直感的にとらえやすいものだともいえる。まず、この3つの要素にはいずれも①人間の体内に存在するエネルギーや物質である、②飲食物から生成する、③多すぎても少なすぎてもよくない、などの大前提がある。これらをふまえ、順に各要素を詳しく解説していく。

⑵　気とは人間を動かすためのエネルギーの総称

　気とは、簡単にいうと、人間が生きていく上で必要なエネルギー全般といえる。手や足、目や口を動かすといった運動・知覚などの体性神経から、心臓を動かす、胃酸を分泌するなどの自律神経に至るまで、まさに生命活動に関わるすべての動きに必要となる。エネルギーである気は、当然目には見えない。太陽や水は見えても、それらが生み出す熱エネルギー、水力エネルギーが見えないのと同様に。気は、私たちが日々摂取する飲食物からつくられる。この"つくられる"というのがポイントだ。自動車だってガソリンを入れただけでは動かない。ガソリンが内燃機関の働きでエネルギーを生みだすことで、エンジンや車輪、計器類などを動かしている。人間にとっての飲食物も、摂取しただけでは単なる燃料にすぎない。飲食物≠エネルギーなのである。

⑶　気は目には見えずとも、常に感じている

　先述したとおり、気はエネルギーであるから目には見えない。これは当たり前のことなのだが、「見えないから理解しづらい」「見えないなんて科学的じゃない」という人は少なくない。だが、気は私たちにとって、実は最も身近で、常に感じているものなのである。

> 寝不足が続いたり、人間関係のストレスがあったりすると、人は誰でも、多かれ少なかれ"弱**気**"になりますよね？　"**気**分が沈んだ"り、"**気**が**気**でない"、そんなときこそ、まさに心身ともに"病**気**"になりやすい状態といえます

必要な量の気（エネルギー）が正しく体を巡っている状態は、西洋医学的にいえば免疫力が高い状態といえる。だからこそ"元気"であり、"やる気"も湧いてくる。気というものがよくわからない人でも、テンションや勢いは勝手にカラダやココロが感じているだろう。

コラム Column	「『気のせい』は、まさに『気』のせい」

　「少し、だるい、かな？」「どうも寒気がするような」

　ハッキリ明確ではないものの、何となく……そんなとき、頭にこんなフレーズが浮かぶ人も少なくないだろう。

　「気のせい、かな？」

　これが、まさに「そのとおり！」なのである。

　私たちの日常で最も多いのは、「めちゃめちゃ調子がいい！」あるいは「とてつもなく調子が悪い」といった状態ではなく、「いいような、悪いような……」という、いわゆる"未病"の状態（漢文的に読むと"イマダヤマイニハイタラズ"）。病院では病気と診断されないものの健康ではない、でも不健康でもない。そんな非常に微妙なグレーゾーンから「わずかな気の不調を感じ取った状態」、それが「気のせい」、要するに「（微妙な）気の（変化の）せい（で体調の悪化を感じ取る）」というわけだ。こうした微妙にバランスがくずれた状態から治療を行い、病気になる前に治してしまうというのが東洋医学の治療の本質である。

⑷　血（けつ）とは心身を滋養する潤滑油

　東洋医学の"血"は「ち」ではなく「けつ」と読む。その働きは、大まかにいえば、いわゆる血液とほぼ同じようなものといって差し支えないだろう。"血（けつ）"の主な働きは、いろいろな栄養物質を全身に送ること（濡養作用という）や、体に不要な老廃物などの排泄促進。これにより、各臓器や器官などの新陳代謝が促され、不調が改善

される。

　逆にいえば、身体各部の働きや状態、さらにはメンタル面についても、最良の状態をキープするためには、血が全身を滞りなく、必要な量巡っていることが必要不可欠となる。

⑸　血（けつ）は体をすみずみまで若々しく維持する

　上記の働きによる具体的な血の作用には、ストレスで弱った肝臓や不摂生でくずれた胃腸機能の回復、眼精疲労や頭痛・肩こり・腰痛などの改善、肌に潤いを与える、しみなどの皮膚沈着を抑える、髪にハリ・コシを与える、メンタル面を安定させる、寝付きをよくする、生理の正常化（生理痛を抑える、周期を安定させる）、といったものがある。

コラム Column　「髪と眠りに表れる血不足のトラブル」

　　若々しさの源といっても過言ではない血の作用。それだけに、"血虚"（159ページ参照）という「血が不足した状態」になると、さまざまなダメージが心身を襲う。そこでまず気をつけたいのが「髪の変化」。血が心身のダメージ改善に働く際、髪の成長については、他の部分に作用した後となる。つまり「パサつく」「細く抜けやすい」などの髪のダメージが顕著になり始めた場合、血虚が進んでいる可能性が高いと考えられる。

> 髪のほかにも、血虚の際に現れやすいのがメンタル面に関する症状。特に睡眠に関するものが特徴的です。多いのは、眠れない、もしくは眠りが浅いために夢をよく見るといったケースです

⑹　津液（しんえき）とは心と体を正しく潤す水分

　私たちの体のおよそ60％は水分からできている。具体的には唾液や

涙液、血液、リンパ液などさまざまな種類がある。こうした体内の水分全般のうち痰や水腫などを除いたものを"津液"という。喉が渇いた際に飲んだ水が、ほてりや渇きをいやしてくれるように、「心身の各部を潤し、冷やし、なめらかにすること」が、津液の重要な働きとなる。

ちなみに、温める性質を持つエネルギーである気には"陽気"という呼び方がある。これに対し、血と津液は併せて"陰液"とも呼ばれ、冷やし潤す性質を持っている。

津液が不足すると皮膚のカサつきやかゆみ、ほてりといった乾燥・熱症状、さらにイライラや焦燥感といった精神的な症状が起こりやすくなります。逆に津液が多すぎる場合、冷え、むくみなどの症状が現れやすくなります

コラム
Column 「寝不足・徹夜で熱っぽくなる理由」

オーバーワークによる過労・心労は津液を大量に消耗する。中でも睡眠が不足すると、体内で津液をつくりだす働きが著しく低下する。徹夜あるいは睡眠時間を削って仕事やゲームをした翌日、体や頭がボーッと熱っぽいのは津液不足のために冷やす働きが十分でないからだ。ストレスなどでイライラしている状態も体内に熱がこもりやすいため、津液を大量に消費する。

代表的な"証"について
～普通に生きていれば、バランスはくずれる!?

雇用や人間関係などの問題から生じるストレスや、飲酒、過食など、すべての現代人は体のバランスをくずす要因に囲まれて生きているといっても過言ではない。バランスを取ること、プラスマイナスゼロが健康という東洋医学の考え方からすれば、まずは「自分（お客様）の証」（153ページ参照）を推測することからすべてが始まる。こ

こではよく見られる典型的なタイプをあげてみたので、処方選びの際にもぜひ参考にしてほしい。

(1) エネルギーが足りない気虚タイプ

　このタイプでは「胃腸の消化吸収機能（脾）の低下」が顕著となる。飲食物がしっかりと消化吸収されることで、私たちの体に気が生まれることを考えれば、文字どおり「気（が）虚（ろ）」で、慢性的なエネルギー不足の状態といえる。体力的に虚弱で疲れやすい。食後は胃もたれや膨満感、眠くなりやすい。「無気力」なのも当然といえる。また「かぜをひきやすい」のもこのタイプの大きな特徴。体力や免疫力とも通じる気のエネルギーが足りないため、季節の変わり目など少々の寒暖の変化でも体調をくずしやすく、また、長引きやすい。

(2) 温める力が足りない陽虚タイプ

　気が不足した「気虚タイプ」が悪化したのがこのタイプ。エネルギー不足の疲れ・だるさに加え、温める力が足りず冷えの症状が顕著になる。季節を問わず寒く、冷えた状態。このため水分代謝も悪くなりがちで、胃腸の消化吸収機能（脾）の低下に拍車がかかる。また、気の不足以外にも、年齢とともに腎の温める機能（腎陽）の低下から陽虚になるケースも。この場合、下半身が冷えて重だるく、痛みも生じやすい。排尿障害や生理不順、性欲減退など下半身の症状が現れやすいのも大きな特徴である。

(3) 滋養が足りない血虚タイプ

　体を滋養する「血」（157ページ参照）が足りなくなった状態。心身に栄養がいき届かず、新陳代謝や精神の安定を図ることができない。顔色は青白く、潤いのない、カサカサ、パサパサした肌や髪が特徴的。不正出血や生理不順（経血はサラサラなのが大きな特徴）など血液に関連した症状も目立つ。体型は華奢で、見た目どおり疲れやす

く、貧血、めまい、立ちくらみも。不安、不眠、眠りが浅い（夢をよく見る）のもこのタイプの特徴である。

(4) 潤いが足りない陰虚タイプ

「血虚」が進んで心身を滋養・滋潤する血と津液が共に足りていない状態。血虚の症状に加え、唇がひび割れやすいのが特徴。滋潤して冷やす津液不足から相対的に体の熱感が強くなり、頭はボーッとほてるのに足は冷える、冷えのぼせが見られる。肌や髪のトラブルに加え、ドライアイ、口内炎、ほてりや熱感、寝汗、便は硬めで便秘気味など乾燥に伴う熱系（虚熱）の症状が起きやすい。津液は夜、体が休んでいる間につくられるため、夜型の人に多く、睡眠不足のときなどは顕著に症状が現れる。

(5) イライラしがちな気滞タイプ

元気の源である気のエネルギーが正しく体を巡っていない状態。ストレスなどで、気を巡らせる働き（疏泄）を持つ「肝」の機能が低下することが大きな要因に。気が巡らないため、温かい気が滞った部位は余分な熱を持ちやすい。温かい気は上昇するので、胃のあたりに溜まって炎症を起こしたり、頭で溜まると熱でイライラ感を生じさせる。また、気のエネルギーが持つ押し流す作用（推動作用）も滞ることから、げっぷや吐き気、嘔吐、便秘など正常な気の流れと逆の流れ（気逆）の症状も起きる。

(6) 滋養が巡らない血瘀タイプ

全身に栄養を与える「血」の流れが滞っている状態。古い血（瘀血）が溜まるため、皮膚の色は黒っぽく、くすんだ感じに。血の滋養作用が弱まり新陳代謝が衰え、しみ、そばかす、しわ、打撲のあざなどが消えづらくなる。寒さに弱く、冷えると状態が悪化。主な原因は各種の冷えにより筋肉や血管が収縮して血流が悪化すること。夏場の

クーラーや、ストレスなども要因になりやすい。特に女性に多く、各種肌トラブルのほか肩、頭、下腹部などの痛み・こり、便秘、生理痛・生理不順（経血がドロドロなのが特徴）などの症状が現れやすく、慢性化しやすい。

⑺　水分代謝の悪い痰濁（水毒）タイプ

　一言でいえば「体内の水分が過剰な状態」。関節や筋肉の動きをスムーズにする働きもある「津液」（157ページ参照）だが、必要以上に溜まると「気」「血」の働きを邪魔する存在に。こうした余剰な水分を「湿」といい、さらに湿が過剰になった状態を「痰」という（一般に使う意味のたんとは異なり、余剰水分を指す）。水分過多なので、むくみや水太りの傾向があり、胃腸に溜まれば消化不良や膨満感、下半身に溜まれば下肢の冷えや泌尿器系の症状を引き起こす。

はじめに② ～漢方薬選択の基本

症状＋患者ごとの「証」から判断する

　薬を選ぶ際、漢方などの東洋医学では、普段からの体質・体調・性格などを総合した「証」をふまえた上で行うのが基本中の基本となる。例えば、気虚証で胃腸が弱い人なら、体力も多少低めで自汗（自然発汗）傾向にあることから、発表（汗をかかせる）作用の強い攻撃的な葛根湯ではなく桂枝湯を選ぶ。症状のみからの薬剤選択は病状を悪化させることにもつながり、禁物である。

季節や天候などでの症状変化を考慮する

　移り変わる四季の変化。春は寒さが暖かくなっていき、夏に非常に暑く、秋はまさにクールで、冬は寒く、また春に……というように、円環のごとく温寒（陰陽）が繰り返す自然の中で生きている私たちは、当然その影響を受ける。これは誰であっても変わらない、普遍的事実である。季節によって特定の疾病が増加するのは統計的にも明らかだ。冬場に悪化した神経痛が暖かくなるとともに軽快したり、冬場に治まっていた水虫が夏場に悪化したりする。

　さらに東洋医学では気候や天候の変化を、特定の疾病に限らず、個々人の証や不調の原因を特定する手がかりの1つとしてとらえる。例えば胃腸が弱いタイプの人についてなら、寒さで悪化する冷えているタイプ（寒証、虚証）か、湿気で悪化する水分代謝が悪いタイプ（水滞、湿証）か、炎症症状などがあるタイプ（熱症、実証）か、などを、不調が発生した時季も押さえながら判断し、適した処方を提供することが望ましい。

処方の際、最低限注意したいポイント

漢方は自然に存在する成分（生薬）から構成されているとはいえ、立派な医薬品であり、個々の生薬を見ると、西洋薬と同一の成分を有するものもある。こうしたことから、販売する際には最低限以下の点は押さえておきたい。

(1) 「甘草」を含む処方について

「甘草」は抗炎症や鎮痛といった作用のほか生薬同士の調和を取る働きもあることから非常に多くの漢方薬に配合されている生薬である。薬理成分としてグリチルリチン酸を含有することから、過剰摂取を長期継続することで「偽アルドステロン症」「ミオパチー」発症の恐れがある。他の甘草を含む漢方薬およびその抽出物（グリチルレチン酸など）を含む医薬品を併用している患者については、血圧の上昇やむくみ（特に顔）などの変化が出ていないかを確認し、疑わしい場合は服用中止・医療機関の受診勧奨などの措置を行う。

(2) 「麻黄」を含む処方について

「麻黄」はエフェドリンなどのアルカロイドを主成分とし、気管支の拡張や血圧上昇、中枢興奮などの作用を有する。このため同生薬を含有する漢方薬およびメチルエフェドリン塩酸塩ほかアドレナリン作動成分を含むかぜ薬や抗コリン成分を含む酔い止め薬、胃薬などとの併用は避けるか、医師に相談する。

> (1)(2)以外に、心臓・腎臓の疾患もしくは既往歴のある人や、医師の指導で高血圧の治療を受けている人についても、これら2種の生薬を配合した漢方薬の販売は、避けるか、医師に相談することが望ましいといえます

かぜとは、発熱、寒気、咳、くしゃみ、鼻水ほか各種症状が単独もしくは混在して現れる「かぜ症候群」の一般的な名称である。各種症状は病気の進行とともに変化していく。かぜの治療について、東洋医学で重要視するのは「病態」と「病期」である。

 ## 病態・病期について

かぜの病態は大きく「熱いかぜ」「寒いかぜ」の2種類に分けられる。熱いかぜは風熱（ふうねつ）といい「熱っぽくて喉が痛い」タイプ。逆に、寒い風は風寒（ふうかん）といって「ゾクゾクと寒気がする」タイプを指す。仮に両方の症状がある場合、寒熱のより強いほうを主訴として考える。

病期とは、ひき始めなのか、固有の症状が残っている治りかけなのか、あるいは、こじれてしまった状態なのかということである。

かぜに効果的な漢方薬の分類

状態	初期（ひき始め）		中期（治りかけ）	長期（こじらせ）
寒いかぜ	葛根湯、麻黄湯（自汗無）	桂枝湯（自汗有）		柴胡桂枝湯（微熱と胃腸症状など）
	小青竜湯（鼻の症状メイン）			
熱いかぜ	銀翹散（熱、喉の痛みメイン）			
			麻杏甘石湯（咳が残っている）	
乾燥による咳・痰	麦門冬湯（空咳と粘っこいたん）			

寒いかぜ—初期（ひき始め〜数日）

　ゾクゾクッと寒気や悪寒がして発熱もある場合は、温める処方を用いる。第一の見極めポイントは発汗の有無。

気のエネルギーが強い人は、気が体を守る作用（衛気）で汗腺を閉じていられるから汗をかきません。一方、気が虚ろな人は体を防御する力が弱く、汗腺を閉じられないので自然に発汗するというわけです

１　葛根湯(かっこんとう)

構 成 生 薬	葛根(かっこん)、麻黄(まおう)、大棗(たいそう)、生姜(しょうきょう)、桂皮(けいひ)、芍薬(しゃくやく)、甘草(かんぞう)
適するタイプ	●中間証〜実証（普通〜比較的体力あり、胃腸は弱いほうではない）●寒証（寒気・悪寒がある）●表証（急性の症状）●発汗なし（汗をかいていない）

肩から上を温めて発汗させ、寒気や痛み、こりを取り去る処方です

● 処方の解説

　処方のメインとなる「葛根」ほか合計7種類の生薬から構成される。汗をかかせて寒邪を排除（散寒解表）する「麻黄」「生姜」、体内（臓器）を温め、おだやかな発汗・発散作用を持つ「桂枝（桂皮）」、痛みの緩和に働く「芍薬」、抗炎症・抗アレルギー作用を発揮する「甘草」などが配合されている。これらが相乗効果を生み出しながら効果を発揮する。

　また交感神経刺激薬のエフェドリン類を含む麻黄には気管支拡張作用もあり、咳や喘鳴を抑える働きも持つ。

● 処方ワンポイント

　一般的に「かぜ薬といえば葛根湯」というイメージを持たれがちだ

が、この処方はあくまでも「肩から上を温める働き」がメイン。それがたまたま、実証タイプのひき始めのかぜにも適しているということだ。効能の点から、慢性の肩や首のこり、頭痛などにも効果を発揮する。

● 体質・既往症・飲み合わせなどについての注意

麻黄に含まれるエフェドリン類は、その交感神経刺激作用から心臓や血管に負担をかけることがあるため、高血圧や心臓病、脳卒中ほか循環器系に疾病・既往症のある人は医師に相談するか慎重に用いる。

交感神経刺激作用のあるエフェドリン、テオフィリンなどを含む薬との併用は医師に相談するか慎重に行う。

② 麻黄湯（まおうとう）

構成生薬 麻黄（まおう）、杏仁（きょうにん）、桂皮（けいひ）、甘草（かんぞう）

適するタイプ ●実証（比較的体力あり、胃腸は弱いほうではない）●寒証（寒気・悪寒がある）●表証（急性の症状）●発汗なし（汗をかいていない）

> 葛根湯よりも強力な発汗作用で寒気、痛みを取り去る処方です

● 処方の解説

温めて発汗させる作用（散寒解表）が強力な「麻黄」を主薬とし、4種類の生薬から構成される。体内（臓器）を温め、おだやかな発汗・発散作用を持つ「桂枝（桂皮）」、咳を抑え、痰を排除する「杏仁」、汗のかきすぎを抑制する働きもある「甘草」を配合。これらの生薬が共に働くことで、かぜ（感染症）の初期に現れる悪寒、関節痛などを緩解させる。

また交感神経刺激薬のエフェドリン類を含む麻黄には気管支拡張作用もあり、咳や喘鳴を抑える働きも持つ。

● 処方ワンポイント

　漢方全般にいえることだが、配合生薬数が少ないほど主剤の効き目がシャープに出る。生薬の数が４つと少なく、攻撃的な麻黄がメインのこの処方は、葛根湯以上に体力的に優位な人向けとなる。麻黄湯の場合、特に体質的に虚弱な人に用いた場合、無理な発汗で体力を奪われ、病状が悪化してしまう恐れもある。

● 体質・既往症・飲み合わせなどについての注意

　麻黄に含まれるエフェドリン類は、その交感神経刺激作用から心臓や血管に負担をかけることがあるため、高血圧や心臓病、脳卒中ほか循環器系に疾病・既往症のある人は医師に相談するか慎重に用いる。

　交感神経刺激作用のあるエフェドリン、テオフィリンなどを含む薬との併用は医師に相談するか慎重に行う。

3　桂枝湯(けいしとう)

構成生薬　桂皮(けいひ)、芍薬(しゃくやく)、生姜(しょうきょう)、大棗(たいそう)、甘草(かんぞう)

適するタイプ　●虚証（気虚〈比較的元気がない・体力が弱い、胃腸が弱い〉）●寒証（寒気、悪寒）●表証（急性の症状）●少し温まると自然に発汗（汗をかいている）

> おだやかに体を温めて発汗させ、寒気、痛みを取り去る処方です

● 処方の解説

　体の内側（臓器）を温めて、おだやかに発汗・発散させる作用を持つ「桂枝（桂皮）」を中心とした５種類の生薬からなる。温めて汗をかかせる「生姜」、痛みや痙攣を抑える働きを持つ「芍薬」「甘草」、胃腸の働きを整え元気にする（補気）作用を持つ「大棗」を配合。

　これらの生薬が一緒になって働くことで、もともと体力的に虚弱気味の人が、かぜでさらに弱った体（主に胃腸など）の調子を整えなが

ら、感冒の初期に現れる悪寒、関節痛などを緩解させる。

　自然な発汗のある、普段から体質的に虚弱な人向けの寒いかぜのための処方。麻黄湯や葛根湯のように麻黄を含まないため、おだやかな発汗作用のほか、麻黄の服用で胃腸の調子が悪くなる（胃腸虚弱）ケースにも用いられる。

　ワンポイントに記したように、体質に合わせて用いることが重要となる。

寒いかぜ—主症状がくしゃみ・水溶性の鼻水が垂れる

　寒気や悪寒、発熱については葛根湯などと同じものの、主症状がくしゃみ・鼻水（しかもツーっと垂れるような水っぱな）の場合に用いる処方。

■　**小青竜湯**(しょうせいりゅうとう)

構成生薬　半夏(はんげ)、乾姜(かんきょう)、甘草(かんぞう)、桂皮(けいひ)、五味子(ごみし)、細辛(さいしん)、麻黄(まおう)、芍薬(しゃくやく)

適するタイプ　●主に中間証（体力的には普通）●寒証（寒気・悪寒がある）●表証（急性の症状）

> 冷えて代謝の悪くなった肺の水分の滞りを治す処方です

　この処方は、温めて発汗させ寒邪を取り去る「麻黄」「桂枝（桂皮）」、肺を温めて余分な水分の代謝を図る「乾姜」「細辛」、咳を鎮めて痰を取り去る「半夏」「五味子」、血を補う（補血）作用のある「芍薬」「甘草」の計8種類の生薬から構成される。麻黄には鎮咳去痰作

用もある。こうした生薬の個々の効能ならびに全体的に温める作用により、寒邪による水分代謝の悪化（水滞）から起こるうすい水っぱなやたん、寒気・悪寒を、発汗、乾燥などによって改善させる。

● 処方ワンポイント

一般に鼻炎症状に用いられる小青竜湯だが、基本的にはそれで問題ない。ただし一点、水溶性の鼻汁、うすい水っぽいたんという寒証であるという点がポイント。同じく急性で実証の鼻炎症状でも鼻づまりがメインの場合は葛根湯加川芎辛夷（176ページ）を用いる。

> 道路に水たまりができても、暖かければ蒸発するけど、寒いと乾きにくいですよね？　まさにそんな状態を温めて治すのが小青竜湯というわけです

● 体質・既往症・飲み合わせなどについての注意

麻黄に含まれるエフェドリン類は、その交感神経刺激作用から心臓や血管に負担をかけることがあるため、高血圧や心臓病、脳卒中ほか循環器系に疾病・既往症のある人は医師に相談するか慎重に用いる。交感神経刺激作用のあるエフェドリン、テオフィリンなどを含む薬との併用は医師に相談するか慎重に行う。

 熱いかぜ―初期（ひき始め〜数日）

寒気や悪寒よりも、喉の痛みや熱感、咳、喉が渇くといった症状が強い、いわゆる熱いかぜ（風熱）については、冷やして改善する処方を選択する。

■　**銀翹散**(ぎんぎょうさん)

構成生薬　金銀花(きんぎんか)、連翹(れんぎょう)、薄荷(はっか)、桔梗(ききょう)、甘草(かんぞう)、淡豆鼓(たんずし)、牛蒡子(ごぼうし)、荊芥(けいがい)、淡竹葉(たんちくよう)、羚羊角(れいようかく)

適するタイプ　●体質的には特に証を問わず幅広く適用　●熱証（熱感、

喉の痛み）●表証（急性の症状）

喉の痛みや熱っぽさなど、熱（炎症）症状を冷やして改善する処方です

● 処方の解説

ひき始めの熱いかぜ（風熱）についての代表的処方となる。「薄荷」「淡豆鼓」「牛蒡子」は発汗により熱を奪い、邪を排除。「金銀花」「連翹」が清熱解毒の作用により抗炎症効果を発揮し、加えて「淡竹葉」「羚羊角」が冷やす効果をサポート。「桔梗」「甘草」は喉の粘膜に働きかけて咳・たんを緩和させる。このような生薬計9種類から構成されている。

● 処方ワンポイント

「かぜには葛根湯」。そんなことをいっているのは世界中でも日本くらいではないだろうか？　感冒に関する東洋医学の薬で、中国をはじめアジアで最も有名なのは、断然「銀翹散」である。喉からくるかぜには、即効性も高いこの処方をぜひ選びたい。

● 体質・既往症・飲み合わせなどについての注意

冷やす作用の強い処方であることから、ゾクゾクと寒気のする葛根湯タイプのかぜには用いない。

 かぜの中期以降 —— 一部の症状が残っている場合

発症から数日が経過し、咳など一部の症状が残っている場合、そのときの症状および状態から処方を選択する。

① 麻杏甘石湯（まきょうかんせきとう）

構成生薬　麻黄（まおう）、杏仁（きょうにん）、甘草（かんぞう）、石膏（せっこう）

適するタイプ　●特に証を問わず幅広く適用　●寒熱の有無を問わず咳、喉の痛みがある

漢方における抗炎症鎮咳去痰薬的な処方です

● 処方の解説

麻黄湯（166ページ）の桂枝（桂皮）の代わりに「石膏」を用い、冷やして炎症を抑える作用を強化した処方。「麻黄」「杏仁」が鎮咳去痰に、「石膏」「甘草」が抗炎症に働く。

かぜに関していえば、発症から1週間以内程度で、喉の痛みや粘っこいたんのからむ咳が残っている場合に用いると効果的。漢方の抗炎症鎮咳薬と考えてさしつかえないだろう。

● 処方ワンポイント

麻杏甘石湯は気管支ぜんそくなどの「ゼーゼー」「ヒューヒュー」と喘鳴を伴う激しい咳にも用いられる。また、この処方に「桑白皮（そうはくひ：桑の根皮）」を加えると「五虎湯」という処方になり、咳や炎症を抑える作用がより強化された内容となる。

● 体質・既往症・飲み合わせなどについての注意

麻黄に含まれるエフェドリン類は、その交感神経刺激作用から心臓や血管に負担をかけることがあるため、高血圧や心臓病、脳卒中ほか循環器系に疾病・既往症のある人は医師に相談するか慎重に用いる。

交感神経刺激作用のあるエフェドリン、テオフィリンなどを含む薬との併用は医師に相談するか慎重に行う。

2 麦門冬湯（ばくもんどうとう）

構成生薬 麦門冬（ばくもんどう）、半夏（はんげ）、粳米（こうべい）、大棗（たいそう）、人参（にんじん）、甘草（かんぞう）

適するタイプ ●中間証からやや虚証気味 ●燥証（体内を潤す液体〈津液〉が不足している）●喉が乾燥してイガイガ感がある ●たんが切れにくい ●空咳が出る

乾燥した喉などを潤して咳を鎮め、たんを排除する処方です

● 処方の解説

　代表的な潤性薬の「麦門冬」を含む6種類の生薬から構成される。麦門冬をメインに「粳米」の補助も加わり、喉を潤して咳を止め、粘稠なたんの排出を促進。こみ上げる咳や吐き気など、いわゆる「逆流した流れ」を鎮静する性質（降性）の「半夏」や、滋養強壮作用を持つ潤性の「人参」なども配合されている。

　これらの生薬が総合的に作用し、かぜを含む慢性の炎症症状や消耗性疾患による気道などの分泌液不足から生じる疾患に効果を持つ。

● 処方ワンポイント

　基本的に体を潤す（滋潤する）生薬（補陰薬）がメインの処方である。中でも「半夏」は、咳を止める作用とともに、他の生薬による潤し過ぎを抑える働きの点からも配合されている。

　また、この処方は比較的体に潤いが足りない場合が多い老人の「ケンケン」「コンコン」といったような空咳に用いられることが多い。

● 体質・既往症・飲み合わせなどについての注意

　水溶性のたんが出るような症状の場合は適当ではない。

長期におよぶかぜ—こじらせてしまった場合

■　柴胡桂枝湯(さいこけいしとう)

構成生薬　柴胡(さいこ)、半夏(はんげ)、桂皮(けいひ)、黄芩(おうごん)、芍薬(しゃくやく)、人参(にんじん)、生姜(しょうきょう)、大棗(たいそう)、甘草(かんぞう)

適するタイプ　●中間証からやや虚証気味（体力的には普通から下）●心下支結がある　●心窩部につかえた感じがあり、押すと圧痛がある　●寒気があったり熱っぽかったりと定ま

感冒などの発熱性消耗性疾患が長引き、胃腸症状が併発している状態に用いる処方です

● 処方の解説

　「小柴胡湯」と「桂枝湯」（167ページ参照）を合わせた、急性の感冒症状（表証）と長びいて生じた胃腸障害（裏証）の双方を改善するための処方。生薬は全部で9種類。寒気や微熱を排除する「桂枝（桂皮）」「生姜」や、炎症を抑える働きのある「柴胡」「黄芩」、胃腸の機能を整える「人参」「大棗」などが配合されている。

　こうした生薬の総合的な働きにより、微熱、悪寒、関節の痛みや、腹痛、胃炎、吐き気などの症状に用いられる。

● 処方ワンポイント

　耳慣れない言葉かもしれないが、「心下支結」とは柴胡桂枝湯をチョイスする際の決め手の1つともなる重要な状態である。柴胡剤選択のポイントともいえる「胸脇苦満」（218ページ参照）の軽い症状とされている。生じる位置は図のとおり。

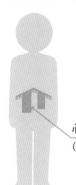

心下支結

（心窩部からおへそにかけて腹筋が張っている〈緊張〉状態。押すと圧痛が感じられる）

　病期や証、特徴的な症状・状態などを把握したうえで、適切に販売する。

鼻炎・花粉症に関する症状

鼻水・鼻づまり・くしゃみ・涙目などの症状を呈する鼻炎症状。主な原因としては寒冷な気候や、花粉、ハウスダスト、ほこりなどのアレルゲンによるアレルギー性などがある。

 病態・病期について

鼻炎の症状については、鼻汁の状態や、急性もしくは慢性といった発症からのスパン、さらに体質的な冷えの有無（寒証または熱証）などが判断ポイントとなる。

こうした条件を踏まえ、実証・虚証といった本来の体質などを考慮しながら処方を選択する。

● 鼻炎・花粉症に効果的な漢方薬の分類

状態	処方	主な適応
主に鼻水	小青竜湯	冷えがあり水分代謝が悪いタイプ
主に鼻づまり	葛根湯加川芎辛夷	冷えがあるタイプ
	辛夷清肺湯	実証〜中間証で熱のある慢性タイプ
	荊芥連翹湯	中間証〜虚証で熱のある慢性タイプ

急性の症状で、さらさらした水溶性の鼻水、涙目の場合

発症が急な鼻炎で、主症状がくしゃみ・鼻水（しかもツーっと垂れるような水っぱな）、涙目などの場合に用いる処方。

■ **小青竜湯**(しょうせいりゅうとう)

構成生薬　半夏(はんげ)、乾姜(かんきょう)、甘草(かんぞう)、桂皮(けいひ)、五味子(ごみし)、細辛(さいしん)、麻黄(まおう)、芍薬(しゃくやく)

●主に中間証（体力的には普通）●寒証（寒気・悪寒がある）●表証（急性の症状）

> 冷えて代謝の悪くなった肺の水分の滞りを治す処方です

● **処方の解説**

詳細は168ページを参照。

● **処方ワンポイント**

アレルギー性から花粉症まで広く鼻炎症状に用いられる。鼻炎症状で使用する場合は、よほど虚弱な体質でないかぎり、あまり証にこだわらずに処方できる。先述したとおり、水溶性の鼻汁、うすい水っぽいたんという寒証で、水分代謝不良の状態という点がポイントとなる。

● **体質・既往症・飲み合わせなどについての注意**

詳細は169ページを参照。

 ## 鼻炎症状で鼻づまりが主な場合

主症状が鼻づまりの場合、第一の見極めポイントは寒証（寒気・悪寒ないしは冷えの傾向あり）か、熱証（熱っぽい、炎症症状、ボーッとする、ほてり等）かという点。また、熱証の場合は基本的に慢性症状のケースが多く、この状態では熱症状の発生の仕方（熱証の種類）に応じた処方選択が重要となる。

1 葛根湯加川芎辛夷(かっこんとうかせんきゅうしんい)

構成生薬 葛根(かっこん)、麻黄(まおう)、大棗(たいそう)、生姜(しょうきょう)、川芎(せんきゅう)、辛夷(しんい)、桂皮(けいひ)、芍薬(しゃくやく)、甘草(かんぞう)

適するタイプ ●主に中間証（体力的には普通）●寒証（冷えの傾向がある）●急性・慢性を問わず

温める処方の葛根湯に、鼻のとおりをよくする川芎、辛夷を加えた処方です

● 処方の解説

内容としては、発汗させて寒気や痛みを取り去る葛根湯（詳細は165ページ参照）に、血の流れをよくする（活血）作用のある「川芎」、鼻のとおりをよくする作用のある辛夷が加味された構成となる。

処方上は葛根湯に準じて用いるとされているが、一般的には急性・慢性を問わず、鼻づまりを主症状とする疾病に使用される。

● 処方ワンポイント

かぜが治りかけて鼻づまりが残った場合や、蓄膿症（副鼻腔炎）、慢性の鼻炎などに適用される。ポイントは寒証であるという点。

● 体質・既往症・飲み合わせなどについての注意

詳細は葛根湯（165ページ）を参照。

2 辛夷清肺湯（しんいせいはいとう）

構成生薬 麦門冬（ばくもんどう）、石膏（せっこう）、知母（ちも）、百合（びゃくごう）、黄芩（おうごん）、山梔子（さんしし）、辛夷（しんい）、枇杷葉（びわよう）、升麻（しょうま）

適するタイプ ●実証から中間証（体力的には普通以上）●熱証（熱症状を引き起こす何らかの原因〈熱邪〉が体の中にある〈実熱〉の状態）●慢性症状

鼻のとおりをよくする辛夷を中心に、各種冷やす生薬を配合した、熱症状を伴う鼻炎などを改善する処方です

● 処方の解説

つまった鼻のとおりをよくする「辛夷」をメインに9種類の生薬から構成。鼻づまりの改善に有効な「枇杷葉」「升麻」といった生薬や、「石膏」「知母」「百合」「黄芩」など熱症状を抑える冷やす（清熱）生

薬が配合されている。

　黄色味を帯びて粘り気のある鼻汁が出る熱性の蓄膿症や慢性鼻炎、患部に熱感や炎症（痛み）を伴うものに効果的となる。

● 処方ワンポイント

　寒熱といった証の違い以外に、葛根湯加川芎辛夷が比較的初期で軽症な蓄膿症・慢性鼻炎に用いるケースが多いのに対し、本処方はこじれて長びいた難治性のものに用いる場合が多い。

● 体質・既往症・飲み合わせなどについての注意

　冷やす力が強い処方のため、過度な虚証（非常に体力が低下している、著しい胃腸虚弱等）・寒証（かなり冷えが強い）の人に対しては使用を避ける。

覚えておきたい関連知識
原因による熱証のタイプ分け

　熱っぽさや炎症、ほてりなどの熱症状がある熱証タイプには、大きく分けて2種類の状況が考えられる。1つは体の中に余分な物——ここでは熱（熱邪）——がある、実証で熱証の「実熱タイプ」、もう1つが、体を潤す「津液」という陰が不足して陽（気）が強くなってしまっている、虚証で熱証の「虚熱タイプ」。どちらものケースも体内のバランスが崩れて熱を持っているのは間違いないが、プロセスが異なり、対処法も異なってくる。

　また、こうした状況は熱だけに限らない。例えば、冬の寒さで体が冷えた状態の寒証は、体に余分な寒さ（寒邪）がある、実証で寒証の「実寒タイプ」。一方、気力、元気の源であり、温める働きのあるエネルギーの気が不足（気虚、陽虚）したために、体を潤す津液の陰が隆盛になって冷えている状態は、虚証で寒証の「虚寒タイプ」となる。

3　荊芥連翹湯(けいがいれんぎょうとう)

構成生薬　白芷(びゃくし)、桔梗(ききょう)、柴胡(さいこ)、当帰(とうき)、芍薬(しゃくやく)、川芎(せんきゅう)、地黄(じおう)、黄連(おうれん)、黄芩(おうごん)、黄柏(おうばく)、山梔子(さんしし)、枳実(きじつ)、荊芥(けいがい)、薄荷(はっか)、防風(ぼうふう)、連翹(れんぎょう)、甘草(かんぞう)

適するタイプ　●中間証から虚証（体力的には普通以下）　●熱証（体を潤す血・津液〈陰液〉が不足して〈陰虚〉、冷やす力が弱く、相対的に陽が強くなって熱症状が起きている状態〈虚熱〉）　●慢性症状

> 体を潤す（滋潤）作用と体の熱を冷ます（清熱）作用がメインとなる、アレルギー的な体質を改善しながら伴う諸症状を解消していく処方です

● **処方の解説**

　17種類もの生薬から構成されているが、ベースとなるのは、全身の熱症状全般に効果を持つ、代表的な冷やす（清熱）処方の「黄連解毒湯」（191ページ参照）と、血が不足（血虚）して必要な栄養分がゆきわたらずに乾燥している状態の体を滋潤する（滋陰養血）作用のある「四物湯」。そこに「柴胡」「荊芥」「薄荷」「防風」「連翹」といった熱症状を緩和させるなどの働きを持つ生薬や、排膿作用を持つ「枳実」「桔梗」が配合されている。

　これらの生薬を組み合わせることで、体を滋潤する機能の低下により、体質的に熱を持ちやすく、皮膚が乾燥して肌つやも悪い傾向にある人の、慢性の鼻炎・蓄膿症（副鼻腔炎）などに用いられる。

● **処方ワンポイント**

　慢性鼻炎の代表的処方である本方は、同時に、花粉症やアトピー性皮膚炎などを引き起こすアレルギー体質の改善に用いられる漢方薬としても知られている。こうしたことから、鼻の症状だけでなく慢性の皮膚疾患等（化膿性のニキビや扁桃炎など）にも有用な処方である。

　冷やす力が強い処方のため、胃腸虚弱が強い場合や寒証（冷えが強い）の人に対しては、医師に相談するか慎重に使用する必要がある。

③ 脾胃に関する症状

痛み、もたれ、胸焼けなど胃が不調をきたす原因には、飲食物の不摂生、ストレス、気候の変化（冬の寒さ、夏の暑さなど）が考えられる。処方の選択にあたっては、こうした背景に加え、もともと胃腸の消化吸収機能が低下している状態（脾気虚）かどうか、といった点も十分考慮する必要がある。

 ## 「胃の機能」と「脾の機能」

東洋医学では、胃は大きく「２つの機能」を持っている。１つは、まさに胃が行う物理的な働き。飲食物を胃酸と蠕動運動で粥状化し、十二指腸へと送る「胃の機能」である。そして、もう１つだが、これは飲食物から「気」というエネルギーを取り出すという働きで、漢方では「脾の機能」と呼んでいる。

人間は気のエネルギーが充足して元気・強気になり、気が足りないと弱気になって、気が滅入ったりする。つまり、元気の源を生み出す脾胃の機能が低下すると、胃腸の症状ばかりでなく、疲れやすい、やる気が出ないなど、メンタルな部分にまで影響が及んでしまうことになるのだ。

 ## 病態・病期について

普段から体質的に虚弱で、気のエネルギーが足りていない、いわゆる気虚（虚証）の人は、気を生み出すための脾の機能が低下した状態（脾気虚）であるケースが多く見られる。

本項では、そうした脾気虚の人向けの処方を中心に、病態の変化に伴うバリエーションならびに見極めのポイントを紹介するとともに、年末年始の暴飲暴食や痛飲後などに起こりやすい、急性の胃痛についても処方をあげてみた。

● 脾胃に関する症状に効果的な漢方薬の分類

証	処方	主な適応
虚証（胃腸虚弱）	六君子湯	水分代謝の悪いタイプ
	人参湯	冷えの傾向が強いタイプ
	桂枝加芍薬湯	冷えておなかが張り、渋り腹が続くタイプ
中間証〜虚証 ※急性などの場合は特に証を問わず	五苓散	水分代謝が悪いタイプ
	半夏瀉心湯	心窩部のつかえ感があり、げっぷがよく出るタイプ
	安中散	体外の冷えによって胃痛が起きたケース
実証	黄連解毒湯	普段から熱症状のあるタイプや二日酔い
主に虚証（メンタル症状を伴うケース）	半夏厚朴湯	神経が繊細なタイプの胃腸障害

胃の消化吸収機能が低下した状態（脾気虚）の処方

　胃酸の分泌や蠕動運動など胃の働き自体が低下している、いわゆる脾気虚の状態は、特に顕著に現れる症状により、いくつかのケースに分類される。そのため、それぞれに適した処方を選択する。

1 **六君子湯**（りっくんしとう）

構成生薬 人参（にんじん）、朮（じゅつ）、茯苓（ぶくりょう）、半夏（はんげ）、陳皮（ちんぴ）、大棗（たいそう）、甘草（かんぞう）、生姜（しょうきょう）

適するタイプ ●虚証（胃腸が弱く元気がない、食後に眠くなる）●寒証（冷えやすい）●湿証（水分代謝が悪い、胃の中に水が溜まっている）

> エネルギー（気）を与えて脾の機能を高めつつ、主に余分な水分の代謝をよくする処方です

● 処方の解説

脾気虚を改善する「四君子湯」に、胃内の水分代謝を促す「二陳湯」を配合した処方。

つまり、脾気虚の中でも、特に水分代謝が悪く、湿症状（胃内停水など）が強い場合に用いられる。

エネルギーを与える生薬（補気剤）の代名詞ともいえる「人参」をはじめ、水分代謝を促進する働き（利水作用）を持つ「朮」「茯苓」ほか計8種類の生薬が配合されている。これらの働きによって、胃炎、胃アトニー、胃下垂、消化不良、食欲不振などの症状に効果を発揮する。

● 処方ワンポイント

脾気虚の人に多いのが「食後に眠くなる」というケース。処方選別の際にはぜひ活用してほしい。

> 飲食物の消化は、私たちが思う以上に、体にとって重労働。大変多くのエネルギーを必要とします。さらに消化吸収機能（脾）が衰えていた場合は通常以上にエネルギーが費やされ、食後は元気もやる気もない無力状態でzzz…というわけです

● 体質・既往症・飲み合わせなどについての注意

脾気虚を含む胃腸のトラブルには、細分化された多くの処方が存在する。よりシャープな効き目を提供するため、それぞれのポイントとなる症状や状態をしっかり把握したい。

2　人参湯(にんじんとう)

構成生薬	人参(にんじん)、白朮(びゃくじゅつ)、甘草(かんぞう)、乾姜(かんきょう)
適するタイプ	●虚証（胃腸が弱く元気がない、食後にもたれ感が強い・眠くなる）●寒証（冷えやすい、冷えると胃が痛み、温めると楽になる）●温かいものを飲むと楽になる

冷え（寒）がより強くなった状態（脾陽虚）を、温めて
改善する処方です

● 処方の解説

　脾気虚の状態が続き、温めるエネルギー（気）が不足し過ぎてしまった状態（陽虚）を、強い温める作用により快方へと導く処方である。

　つまり、各種症状の中でも特に冷えの症状が顕著な際に用いられる。

　「人参」「白朮」「乾姜」といった温める生薬を配合し、急性・慢性の胃腸カタル（胃の粘膜表面がただれて炎症を起こしている状態）、胃拡張、慢性の下痢（冷えると起きやすい）などの症状に有効に働く。

● 処方ワンポイント

　食後の眠気と同じく、脾気虚の人に共通して多く見られる特徴に「心窩部（みずおちのあたり）のつかえ感」がある（心下痞）。この場所はちょうど胃がある部分にあたり、つかえた感じは炎症症状から起きているとされる。

● 体質・既往症・飲み合わせなどについての注意

　脾陽虚を含む胃腸のトラブルには、細分化された多くの処方が存在する。よりシャープな効き目を提供するため、それぞれのポイントとなる症状や状態をしっかりと把握したい。

3　**桂枝加芍薬湯**（けいしかしゃくやくとう）

構 成 生 薬	芍薬（しゃくやく）、桂皮（けいひ）、生姜（しょうきょう）、大棗（たいそう）、甘草（かんぞう）
適するタイプ	●虚証（胃腸が弱く元気がない、おなかが張る〈腹部膨満感あり〉）●寒証（冷えている、温めると軽快する腹痛あり）●しぶり腹で下痢もしくは便秘がある

冷え（寒）があっておなかが張り、しぶり腹の状態が続くときに効果的な処方です

● **処方の解説**

人参湯と同様に陽虚（温める力が足りていない状態）だが、冷えとともに、おなかが張った状態（腹部膨満感）が続き、痙攣性の腹痛が間歇的に生じるタイプに適した処方。「桂枝湯」（167ページ参照）に芍薬が増量され、桂枝湯と「芍薬甘草湯」（202ページ参照）を合方したような内容となっている。こうした配合から、桂枝湯の温める作用と芍薬甘草湯の痙攣性の痛みを抑える作用が、冷え、腹痛、しぶり腹などの症状に効果的に働く。

● **処方ワンポイント**

処方選択の重要なポイントの1つとなる「しぶり腹」。これは「便意はあるものの、便が少ししか出ない」状態を指す言葉。「裏急後重」ともいう。また本方は過敏性腸症候群にも有用な処方とされる。

● **体質・既往症・飲み合わせなどについての注意**

同じ陽虚証にカテゴライズされる人参湯と桂枝加芍薬湯だが、主訴の違いにより全く別の処方となる。このように、細分化された多くの処方からベストなものを選ぶには、それぞれのポイントとなる症状や状態をしっかり把握することが重要となる。

4　五苓散（ごれいさん）

構成生薬　沢瀉（たくしゃ）、猪苓（ちょれい）、茯苓（ぶくりょう）、白朮（びゃくじゅつ）、桂皮（けいひ）

適するタイプ　●湿証（水分代謝が悪く、余分な水分が排出されずに溜まり〈水毒〉、下痢、嘔吐、むくみなどがある）●非常に喉が渇き（東洋医学でいう口渇）水を大量に飲もうとするが、すぐ吐いてしまうか、吐かなくても尿量が増えない

※虚実については特に証にこだわらず、基本的な症状・状態が適合すれば、病名にこだわらず処方OK

湿（水分代謝の悪い状態）が亢進して体内に生じた余分な水分（痰飲、水毒）の排出に効果的な処方です

● 処方の解説

痛飲した翌日の二日酔いなど実証で急性の症状から、脾陽虚がさらに進み、温める力の不足から余分な水分が溜まって出ていかない（痰飲、水毒）虚証で慢性の状態まで、幅広く活用される処方である。

ポイントは「喉の渇き（口渇）」「水をガブガブ飲む」「飲んでもすぐ吐き出してしまうことが多い（水逆）」「嘔吐、下痢、むくみ、頭痛、発熱のいずれかもしくは複数の症状がある」「（水を飲んでいるにもかかわらず）尿の量が少ない」。

体内に余分な水分が溜まり、かつ尿量が少ないのは、水分が「代謝されるルートではないところ」に偏在しているから。

そこで水分代謝に長けた生薬が総動員（「沢瀉」「猪苓」「茯苓」「白朮」）で利水に働き、かつ水分過多で冷えた体を温めて代謝機能を高める「桂枝（桂皮）」配合の処方が功を奏するというわけだ。

● 処方ワンポイント

本方を選択するにあたっての見極めポイントの1つに「胃部の振水音」がある。これは読んで字のごとく、振れる（揺れる）と（チャプチャプ）音がするというもの。

● 体質・既往症・飲み合わせなどについての注意

効能として急性の胃腸炎があげられているが、その際、しぶり腹がある場合は使用してはならない。

5 半夏瀉心湯（はんげしゃしんとう）

構成生薬 半夏（はんげ）、黄芩（おうごん）、人参（にんじん）、乾姜（かんきょう）、大棗（たいそう）、甘草（かんぞう）、黄連（おうれん）

適するタイプ ●湿熱（水分代謝が悪く、熱症状〈口の中が苦い《口苦》、口内炎、口臭がある等〉もある）●気逆（通常の体の機能とは逆の方向に作用が働く各種症状で、この場合は吐き気、嘔吐、げっぷ〈噯気〉、胸焼けなど）●心窩部のつかえ感、腹痛、下痢

> 脾虚を本因として生じた湿熱や気逆による各種症状を改善しながら、脾胃の機能を整えていく処方です

● **処方の解説**

　本方が適用される患者は、ほぼ例外なく虚実・寒熱ともに錯雑証（両者が混在する状態）を呈する。適応するタイプには「湿熱」と記したが、これはあくまでも「目に見えて顕著な症状」というだけであって、腹痛や下痢など寒から生じる症状も併せ持っている。

● **相反する症状が並存する理由**

　本方が適応する胃腸症状は多く、漢方の専門メーカー以外でも本方が用いた胃腸薬は多くある。にもかかわらず、現場のスタッフの声によると、本方はかなりとっつきにくい、適応タイプなどが理解しづらい側面を持っていると思われる。

　そこで、いったん処方の解説を中断し、本方が適応となる状態に至るケースや、「気滞」についての補足説明をしておきたい。なお、そうした点は理解しているという方は、読み飛ばしていただいて問題ない。

　まずは脾胃が湿熱の状態になった「もともとの原因」を考えてみよう。湿とは要するに水分代謝の悪い状態。だから湿るのである。

　湿が生じた原因は、暴飲暴食などで急激に起きたにせよ、もともと虚証で慢性的に胃腸の弱い体質であったにせよ、いずれにしても胃の消化吸収機能が低下（脾虚）しているからである。このため脾の機能の1つである水分代謝機能が低下し、体の中に余分な水分が残存。そこで一般的な水分の性質である潤し、冷やす力が過剰になり、さらに

脾の機能低下→水分代謝悪化→脾が冷やされる→さらに脾の機能低下
……という悪循環から、過剰に水分が溜まった状態（痰飲、水毒）と
なっているわけだ。

　これだけなら冷えて湿がある状態となるわけだが、そこに「気逆」
が加わってくるのが湿熱の状態を引き起こす重要なポイントとなる。
では気逆とは一体どういう状態なのか。

　飲食物が食道から胃へと送られる→胃の内容物が腸管を通って排泄
される。こうした「体内の臓器や器官が決まった方向へ運搬・循環運
動を進める働き」により、私たちは生命活動を営んでいる。この際、
重要なのが気というエネルギーだ。臓器や器官が正常に働けるのは、
気のエネルギーの力（営気〈栄気〉）があってのこと。必要十分な量
の気が全身を滞りなく巡っていれば体の機能は万全である。しかし、
気が足りなかったり（気虚）、気の流れが滞ったり（気滞）してしま
うと、本来、気の力で「推し動かされ（推動作用）」ていたものは、
その力がないわけだから、当然、逆の方向へ進んでしまう。

　これが気逆という状態である。つまり、気が逆流しているのではな
く、気の力（栄気）による推し流しの力が働かなくなってしまった状
態といえる。脾虚による体内の気のエネルギー生成不足も関係する
が、特に大きな要因はストレスだろう。ストレスによって気の流れは
乱され、停滞する。そしてエネルギーである気は熱性を有するため、
停滞した場所に不要な熱症状を引き起こす。そこに湿があった場合、
当然、湿は熱を持つ（湿熱）ということなのだ。

　こうしたことから、①自覚しやすい胃の症状は実熱証、であったと
しても、②その背後にはしっかりと脾の虚寒証が存在している。だか
ら実と虚、寒と熱の症状が同時に起こるのは、まさに当然のことなの
だ。非常に密接な関係にはあるが、脾と胃は全く別の存在・考え方な
ので、同じ体内だからといって寒と熱で打ち消しあうなんてことには
ならないのである。

たとえていうなら、右手をやけどした状態で、左手を冷
水につけても、右手の熱く痛い炎症症状は消えず、左手
は冷たいままですよね。本方に適するケースに限らず、
人間の体において、相反する状況が起きるケースは珍し
くないといえます

● 処方の解説（続き）

さて、処方の解説に戻ろう。要するに、本方が適応となるのは、も
ともと相反する証が存在する状態であるということだ。これは配合の
点からも確認できる。「半夏」は気逆の改善や湿を取り去る（去湿）
働きがあり、さらに「人参」「乾姜」「大棗」「甘草」とともに胃腸を
温めて脾の機能を向上・調節する。「黄芩」「黄連」は熱を冷まし湿気
を取り除く。

こうしたことから、寒と熱の症状が同時に見られ、しかも湿熱の症
状が存在する胃痛、下痢、消化不良、二日酔い、神経性胃炎、口内炎
などに用いられるのである。

● 処方ワンポイント

本方を選択する際、特に重要な見極めのポイントとして「心窩部の
つかえ感がある」「よくげっぷが出る」「下痢しやすい」「お腹がゴロ
ゴロ鳴る」という点をあげておく。

● 体質・既往症・飲み合わせなどについての注意

あくまでも錯雑証であることが本方選択の要点の1つであり、逆に
いうと、寒や熱のいずれかの症状に大きくかたよっている場合は本方
は適切でなく、それ以外のヒアリングも含め「六君子湯」（182ページ
参照）「安中散」（190ページ参照）「黄連解毒湯」（191ページ参照）ほ
か適した処方を選択すべきである。また、心窩部の状態は「つかえ
感」であり、圧迫すると抵抗感はあるが、痛みはほぼ感じない。こう
したことから、胃痛の症状がかなり強い場合にも適切でないといえる。

冷えて胃の運動機能自体が低下した状態（胃寒）の処方

■ **安中散**（あんちゅうさん）

構成生薬 桂皮（けいひ）、牡蠣（ぼれい）、延胡索（えんごさく）、茴香（ういきょう）、縮砂（しゅくしゃ）、甘草（かんぞう）、良姜（りょうきょう）

適するタイプ 基本的に虚証（普段から胃腸が弱い、やせ型で甘いもの好き）　※急性の場合は実証タイプにも適応

> 体外の冷え（外寒）によって引き起こされる胃の痛みを温めて改善する処方です

● **処方の解説**

　本方の構成生薬全7種類のうち、「甘草」「牡蠣」以外は温める作用を持った「温性」の生薬。「桂枝（桂皮）」「茴香」「良姜」は胃腸を温めて寒を発散させる働きがある。また、すべての生薬に鎮痛効果があり、中でも「延胡索」の作用は特に強力。このほか「茴香」「縮砂」には胃の蠕動運動を正常化する働きもある。

　こうした各生薬が総合的に作用して、寒冷な気候・場所および飲食物などの「寒邪（外寒）」により、主に上腹部（胃のあたり）に生じた痛み（胃炎症状）を改善する処方となっている。

● **処方ワンポイント**

　適するタイプのところで「基本的に虚証」と記したが、実証タイプで体力がある場合でも、極度の寒冷や、急激に大量の寒冷な飲食物を摂取するなどにより、急性の胃寒になるケースもある。もともと胃腸虚弱なところに寒邪が侵入して痛むという場合の適用が多いものの、年末・年始など飲み会の多い時期、冷やす性質のビールを毎日大量に、といった状況もありうるだろう。年末にCMを大量に流す、ある漢方胃腸薬が安中散製剤であるのも一理あるといったところか。

生姜や乾姜よりも温める作用の強い「良姜」が配合されていることも含め、全体として大いに温める処方であることから、二日酔いなど胃に熱症状がある状態（胃熱）には適さない。何でもかんでも「飲んだら飲む」ではないのである。

胃に熱症状がある（胃熱）ときに用いる処方

■ 黄連解毒湯(おうれんげどくとう)

| 構成生薬 | 黄芩(おうごん)、黄連(おうれん)、黄柏(おうばく)、山梔子(さんしし) |

| 適するタイプ | ●実証（体力的に充実）●熱証（顔が赤い、寒冷な飲み物を好む、イライラしやすい、のぼせ、目の充血、口の中が苦い〈口苦〉、非常に喉が渇く〈東洋医学でいう口渇〉など） |

> 全身あらゆる部位の、熱によって生じる症状全般に対して広く用いられる処方です

● 処方の解説

配合された4つの生薬すべてが、冷やす作用（解熱、抗炎症、抗化膿、鎮静、止血など）や湿の排除を促進する作用（燥湿）を持っているうえ、4つが組み合わさったことで、全身どの部位であっても作用を及ぼすことが可能となっている。

こうしたことから、鼻出血、不眠症、神経症、胃炎、二日酔い、血の道症、めまい、動悸、更年期障害、湿疹、皮膚炎、皮膚掻痒、口内炎、ノイローゼ、高血圧ほか非常に幅広い症状に用いられる。

● 処方ワンポイント

二日酔いについては、なってからはもちろん、なる前（飲む前）に飲んでおけば、予防にも働く。

体力的に充実した実証タイプ向けの処方であることから、虚証タイプには基本的に向かないといえる。ただし、虚証タイプであっても、熱性の飲食物（例えばビール以外のお酒など）を大量に摂取して急性の実熱が生じたり、陰液（血・津液）不足による虚熱が生じた場合などには有効なケースはある。とはいえ、全身的に冷やす作用があることから、服用により寒の症状が現れた場合は、使用を中止するべきである。

メンタル系の症状を伴う胃腸虚弱の各症状に用いる処方

■ 半夏厚朴湯（はんげこうぼくとう）

構成生薬	半夏（はんげ）、茯苓（ぶくりょう）、生姜（しょうきょう）、厚朴（こうぼく）、蘇葉（そよう）
適するタイプ	●神経が繊細（神経質、細かいことが気になる、不安になりやすい、喉に異物感・つまるような感じがある）●基本的に虚証（胃腸が弱い、腹部膨満感、食欲不振、悪心・嘔吐〈吐き気を生じやすい〉）●呼吸器症状（咳、ぜんそく気味）※メンタル面で抑うつ的な傾向、胃腸虚弱、呼吸器症状を併せ持っている、主訴となる「喉の異物感・つかえ感」がポイント

> 不安神経症の素地がある人の神経症状から胃腸、呼吸器系などに効果のある、漢方の精神安定剤です

● 処方の解説

本方は「小半夏加茯苓湯（しょうはんげかぶくりょうとう）」に、「厚朴」「蘇葉」を配合した処方といえる。これは虚証タイプで胃腸虚弱の人向けの方剤で、構成生薬は気逆による吐き気やむかつきに効果的な「半夏」、健胃作用のある「生姜」、水分代謝を良好にして胃腸の不調

改善にも役立つ「茯苓」となっている。余分な水分（痰飲・水毒）による胃腸障害に効果的な処方で、妊娠中の悪阻（つわり）による吐き気にもよく用いられる。本方に配合されている「厚朴」には中枢性の筋弛緩作用や抗ストレス性潰瘍作用、抗アレルギー作用などが、「蘇葉」にも中枢抑制や抗アレルギーなどの作用が知られている。

こうしたことから、不安神経症などに関連した筋緊張の緩和や鎮静、さらにこうした症状に伴う呼吸器の不調（喉のつかえ感）や胃腸の不調（腹部膨満感、食欲不振、げっぷ、悪心、嘔吐）などに用いられる。

● 処方ワンポイント

適応するタイプとしては、神経質な印象のある人が多い。所見としては、非常に生真面目な印象、笑顔が少ない、比較的早口で話す、など。そして「喉のつかえる感じ」が大きなポイントとなるほか、吐き気、腹部膨満感、不眠などの症状も典型的なものといえる。

● 体質・既往症・飲み合わせなどについての注意

抑うつ傾向を伴う症状についての処方には数種類あり、224ページの「9 精神・神経系に関する症状」で鑑別について触れているので参考にしてほしい。

4 疲れ・だるさに関する症状

しっかり食事をとったときには心地よい疲労感で登り切れた山を、空腹の状態で再度登ったとしたら、どうなるだろう？ 少なくとも以前のようなわけにはいかないという予測が立つ。へたすれば疲労困憊での登頂となるだろう。エネルギー不足は疲労倦怠を生じるファクターの1つで、大きなウエイトを占める。

こうした点は漢方も同様。気のエネルギーが不足した状態が疲れやだるさを生じさせるのである。必要な量の気が正しく体を巡っている正常な状態であれば、多少無理をしても問題なく、回復も早いケースが多い。しかしエネルギーが不足している、いわゆる気虚（脾気虚、肺気虚）の状態になった場合、そうはいかない。エネルギー自体を生み出す脾の働きが低下しているからだ。

「脾」「肺」「腎」が元気のカギを握る

私たちの体にあるさまざまな臓器や器官はすべて、いくつか種類がある気のエネルギーのうち、「営気（栄気）」によって機能している。そうした気を生み出すのは、胃腸の消化吸収機能（「脾」）の働きとなる。また、生成した気のエネルギーは、肺の発散する作用により、全身にゆきわたることとなる。さらに活力・若々しさの根源ともいえる「腎精」を蔵する「腎」も、加齢などによって機能が衰えることで、疲れやすさの要因となる。

つまり、疲れやだるさが、どの臓器の失調から起きているのかを把握することが、処方選択には大変重要となってくる。

虚証のタイプ	処方	主な適応
脾虚	補中益気湯	胃腸の機能が衰えているタイプ
腎虚	八味地黄丸	活力を生み出す腎の機能が低下しているタイプ

脾、肺の機能が低下している状態（気虚）の処方

　根本的な「気のエネルギーを生み出す機能」が低下している状態（脾気虚）。さらに、それを受けて「全身の臓器・器官に気を送り出す肺の機能」も低下している状態（肺気虚）。

　こうした状況を改善するための処方、それが「補中益気湯」である。

■　補中益気湯(ほちゅうえっきとう)

構成生薬　人参(にんじん)、黄耆(おうぎ)、白朮(びゃくじゅつ)、当帰(とうき)、陳皮(ちんぴ)、大棗(たいそう)、甘草(かんぞう)、柴胡(さいこ)、升麻(しょうま)、生姜(しょうきょう)

適するタイプ　●虚証（胃腸が弱く元気がない、食欲がない、食後に眠くなる、疲れやすい、温かい飲食物を好む、寝汗をかきやすい〈盗汗〉、口の中に唾液がたまりやすい、胃下垂）
※このように特に脾気虚の状態・症状を呈する者

> 胃腸の消化吸収機能が衰えた状態（脾気虚）を改善し、気力・体力を充実させる処方です

● 処方の解説

　気のエネルギーを補う生薬（補気剤）として代表的な「人参」をはじめ、本来、気が持っている「上昇させる働き」が失われた状態（中気下陥）を補正する「柴胡」「升麻」などの生薬（升提剤）が特徴的な処方。

　154ページの「体の調子を左右する3要素（気・血・津液）」でも触

れたが、気はエネルギーなので、他のエネルギーと呼ばれるものと同様に温性の性質を持ち、上昇する性質がある。これは自然界において、暖かい空気が上昇するのと同じ理由からである。こうした気の性質により、私たちの体内では、本来なら重力によって下に落ちるはずのものが、気のエネルギーで上に持ち上げられている。例えば、胃腸虚弱で気のエネルギーが足りない人に多い胃下垂という状態も、気が充実していれば改善される。また、頭のほうまで血や津液を上昇させるのも気の働きによるもの。だから気が不足すると、血による栄養分や津液の潤す働きがゆきとどかなくなり、めまいや頭痛、肌の乾燥などの症状が起きやすくなる。

そういった気の「上に持ち上げる働き」が低下した状態を総称して「中気下陥」といいます

つまり、脾の機能を改善してエネルギー産生を良好にさせながら、不足している気の機能を補うことで、疲れやすい虚弱な体質（胃腸）を改善し、脾の機能低下に伴って起こっていた各症状（疲労倦怠感や食欲不振、胃下垂、脱肛ほか）を解消するために用いられる。

● 処方ワンポイント

本方は胃腸症状のみならず、夏やせ、病後の体力増強、消耗性慢性疾患の際のサポートなど体力低下を補うさまざまなシーンで頻用される。また、胃下垂や脱肛、子宮下垂などに効果的なのは升提作用によるところである。

● 体質・既往症・飲み合わせなどについての注意

体力の低下が著しく、本方では対処できない場合もある。そうしたときに用いられる処方として代表的なものに「人参養栄湯」「十全大補湯」などがある。

腎の機能が低下している状態（腎虚）の処方

　成長、発育、生殖など人間の生命活動と密接に関係している「腎」。漢方では、臓器自体だけでなく、腎臓の機能についても「腎」という表現を用いる（例：「腎の機能が衰えている状態」は「腎虚」）。

　高齢になるにつれ、白髪が増え、精力が減退し、何事につけても「やるぞ！」といった活力が薄くなっていく人が多いのは、加齢に伴って腎の機能が低下していくからである。

　とはいえ、不摂生な生活や過度なストレスなどで、年齢不相応にふけこんでいる人が少なくない現代においては、腎の機能を高める「八味地黄丸」などの処方を用いることで、「年齢相応に、若々しく歳を重ねていける人」は増えると思われる。

■　**八味地黄丸**(はちみじおうがん)

構成生薬	地黄(じおう)、茯苓(ぶくりょう)、山茱萸(さんしゅゆ)、山薬(さんやく)、沢瀉(たくしゃ)、牡丹皮(ぼたんぴ)、桂皮(けいひ)、附子(ぶし)
適するタイプ	●腎（陽）虚（下半身のだるさ・疲れ・痛み・冷え〈虚寒によるもの〉、精力・活力減退）　●虚証～中間証（体力的には普通から下の人）

腎の機能を高めて（補腎）、衰退した下半身の症状・状態を改善する処方です

● 処方の解説

　補腎剤の代表「地黄」を主薬とし、滋養強壮作用を持つ「山茱萸」「山薬」、体の中の余分なものを排除して血行促進に働く「牡丹皮」（駆瘀血剤）などを配合。また、腎臓の水分代謝機能を補い、冷えやむくみの解消に有効な「茯苓」「沢瀉」や、冷えから生じる痛みを温めて改善する「桂枝（桂皮）」「附子」も用いられている。

　こうした生薬の総合的な作用により、下半身がだるく疲れやすい腎

虚タイプの、下半身の冷え・痛みや精力減退、腰痛、尿のトラブル（頻尿もしくは排尿困難）などの症状に有効に働く。

● 処方ワンポイント

通常、漢方処方は食間や食前など空腹時に服用するほうが効果的だが、本方の服用で胃に負担がかかる場合は、食後の服用に切り替える。

● 体質・既往症・飲み合わせなどについての注意

腎虚タイプで、だるさ、疲れよりも、痛み、排尿困難、冷えといった症状が強い場合には、本方に「牛膝」「車前子」を加えて鎮痛効果や水分代謝をより強化した「牛車腎気丸」（241ページ参照）という処方がある。

5 関節・筋肉などの痛みに関する症状

漢方では、他の症状の治療と同様、筋肉や関節などの痛みに対する処方も、痛みが起きる背景を推察し、根本的な治療を目標としたものになっている。身体各所さまざまな痛みの症状が起きるが、ここでは主に筋肉痛や関節痛、神経痛といった表在痛を取り上げる。

● 関節・筋肉などの痛みに関する症状に効果的な漢方薬の分類

証	処方	主な適応
虚証	桂枝加朮附湯	冷えると痛みが悪化するタイプ
	防已黄耆湯	水分代謝が悪くむくみやすいタイプ
	八味地黄丸	主に下半身の痛むタイプ
証を問わず	芍薬甘草湯	急性の疼痛全般に

虚証で冷えのある人向けの処方

■ 桂枝加朮附湯(けいしかじゅつぶとう)

配合生薬 桂皮(けいひ)、芍薬(しゃくやく)、大棗(たいそう)、生姜(しょうきょう)、甘草(かんぞう)、蒼朮(そうじゅつ)、附子(ぶし)

適するタイプ ●虚証（体質は虚弱傾向、精力・活力減退）●寒証（冷える傾向がある）●湿証（水分代謝がよくない、尿量が少なめ）●冬季など寒冷な状況下で痛みが増悪する

気虚による温める力が足りないことから生じる痛みを温めて緩和・改善していく処方です

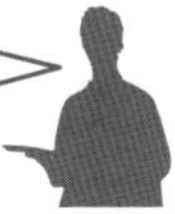

● 処方の解説

「桂枝湯」(167ページ参照) をベースに、水分代謝に効果を発揮す

る「蒼朮」と、強力な温熱・鎮痛作用を持つ「附子」を配合した処方。桂枝湯が冷えを取り除くとともに、「蒼朮」「附子」が体内の湿を取り去ることで、温める効果をアップさせる。

こうしたことから、神経痛、関節痛、関節炎、関節リウマチなどに用いられ、中でも特に冷えることで悪化する痛み症状に有用性を示す。

● 処方ワンポイント

類似の処方に、本方に「茯苓」を配合した「桂枝加苓朮附湯(けいしかりょうじゅつぶとう)」がある。水分代謝を促進する茯苓が加えられていることから、より「湿」「水滞」の症状が強い場合に用いられる。

● 体質・既往症・飲み合わせなどについての注意

急性や炎症症状による痛みには使用しない。

水分代謝が悪く、むくみやすい人向けの処方

■ 防已黄耆湯(ぼういおうぎとう)

配合生薬 防已(ぼうい)、黄耆(おうぎ)、蒼朮(そうじゅつ)、大棗(たいそう)、生姜(しょうきょう)、甘草(かんぞう)

適するタイプ ●虚証（元気がなく、疲れやすい、体質は虚弱傾向）●汗をかきやすい ●湿証（水分代謝が悪いことから、色白で水太り、体が重く、下半身がむくみやすい）●筋肉は柔らかく、肥満傾向

脾の水分代謝機能を高めるとともに、余分な水分を排出させる働きを持つ処方です

● 処方の解説

「防已」「黄耆」「蒼朮」「生姜」が水分代謝を促進し、むくみの解消に働く（利水消腫）。「黄耆」は止汗作用も有する。また、「大棗」「甘草」「黄耆」「蒼朮」は胃腸の働きを整えて脾の機能回復を図る。

こうした生薬の総合的な働きにより、肥満に伴う関節の腫れや痛み（関節痛・関節炎）、むくみ、多汗症などに効果的に作用する。

● 処方ワンポイント

中年以降の女性で、運動不足気味の人の肥満は水太りが多い。見極めのポイントは、色白ぽっちゃりの「やわらかい肥満」、汗をかきやすい、むくみやすい、などである。

● 体質・既往症・飲み合わせなどについての注意

「防風通聖散」（219ページ参照）などが合う、見るからに体格のいい「硬い肥満」には適さない。

腎機能が低下（腎虚）している人向けの処方

■ 八味地黄丸(はちみじおうがん)

構成生薬	地黄(じおう)、茯苓(ぶくりょう)、山茱萸(さんしゅゆ)、山薬(さんやく)、沢瀉(たくしゃ)、牡丹皮(ぼたんぴ)、桂皮(けいひ)、附子(ぶし)
適するタイプ	●腎（陽）虚（下半身のだるさ・疲れ・痛み・冷え〈虚寒によるもの〉、精力・活力減退）●虚証～中間証（体力的には普通から下の人）

腎の機能を高めて（補腎）、衰退した下半身の症状・状態を改善する処方です

● 処方の解説

詳細は197ページを参照。

● 処方ワンポイント

詳細は198ページを参照。

● 体質・既往症・飲み合わせなどについての注意

詳細は198ページを参照。

急激に起こる痛み全般に対しての処方

■ **芍薬甘草湯**(しゃくやくかんぞうとう)

| 構成生薬 | 芍薬(しゃくやく)、甘草(かんぞう) |

| 適するタイプ | 特に証にはこだわらず、急性の痛みであれば広く用いる
ことができる |

> 漢方の鎮痛鎮痙剤です

● **処方の解説**

処方名のとおり「芍薬」「甘草」のみのシンプルな配合。この２種
の生薬は、骨格筋、平滑筋の痙攣を強力に抑制することで、鎮痛・鎮
痙作用を示す。ほかにも鎮静作用や、滋潤作用なども有する。

こうした働きから、急激に起こる筋肉の痙攣を伴った疼痛全般をは
じめ、腰痛やぎっくり腰、さらに内臓痛の胃痙攣、差し込むような腹
痛(疝痛)にも用いられる。

● **処方ワンポイント**

さまざまな疼痛に効果的な本方だが、特に、夜間に起こることの多
いこむらがえりには著効を示す。

● **体質・既往症・飲み合わせなどについての注意**

症状があるときのみの服用(頓服)とし、連用は避ける。

6 皮膚に関する症状

　皮膚疾患に関する処方の判別は、湿疹や乾燥肌、じんましんといった症状や皮膚の状態から判断する点については西洋薬と同様である。

　加えて、東洋医学においては、患者の証から原因を推測することが、適切な処方選択にとって欠かすことのできない一手となる。

病態・病期について

　皮膚疾患の場合、症状や状態からある程度処方の判別はつくものではある。とはいえ、実証・虚証の見極めや寒熱のバランスなど、やはり証を見極めることが大切といえる。併せて、慢性か急性かといった病期も重要な判断材料となる。

● 皮膚に関する症状に効果的な漢方薬の分類

使用目的	処方	主な適応
化膿性・急性の症状	十味敗毒湯	滲出液の少ないタイプ
	清上防風湯	特に顔・頭など体上部の症状に効果的
かゆみが強く滲出液が多い	消風散	慢性症状のケースが多い
乾燥肌のかゆみ	温清飲	栄養不足で乾燥した肌に有効
	荊芥連翹湯	アレルギー体質の改善

化膿性・急性の皮膚疾患

　こうした炎症傾向の強い疾患には、熱を冷まし（清熱）、化膿を抑える（排膿）処方を選択する。

構成生薬 防風(ぼうふう)、川芎(せんきゅう)、柴胡(さいこ)、桜皮(おうひ)、桔梗(ききょう)、茯苓(ぶくりょう)、荊芥(けいがい)、独活(どっかつ)、甘草(かんぞう)、生姜(しょうきょう)

適するタイプ ●特に証にこだわることなく幅広い皮膚疾患に処方される ●熱証(炎症症状がある)

> 滲出液が少ない、比較的初期の化膿性皮膚疾患に用いられる処方です

● **処方の解説**

読んで字のごとく10種類の生薬から構成される。発汗などにより炎症・かゆみを抑える「防風」「荊芥」「独活」「川芎」、冷やしたり膿を排出させる作用で化膿を改善する「柴胡」「桜皮」「桔梗」、水分代謝を改善して腫れや分泌物を軽減する「茯苓」などの生薬が配合されている。

これらの生薬が相乗的に働き、抗炎症、抗化膿、止痒、利水などの作用により、初期の化膿性皮膚疾患、急性皮膚疾患やじんましん、急性湿疹、水虫などに有効とされる。

● **処方ワンポイント**

頻用されるのは炎症・化膿傾向を伴う皮疹(ひしん)の比較的初期の段階。また、患部に赤みがあり、滲出液があまり多くない状態に適するとされる。

● **体質・既往症・飲み合わせなどについての注意**

虚証傾向が強い(病後などで特に体力が衰えている、もしくは本来体が弱い)場合や、胃腸機能が弱っている場合は、医師に相談するか慎重に投与する必要がある。

2 清上防風湯(せいじょうぼうふうとう)

構成生薬 黄芩(おうごん)、連翹(れんぎょう)、桔梗(ききょう)、山梔

子(さんしし)、川芎(せんきゅう)、白芷(びゃくし)、防風(ぼうふう)、薄荷(はっか)、荊芥(けいがい)、黄連(おうれん)、枳実(きじつ)、甘草(かんぞう)

適するタイプ ●実証（体力がある、胃腸が丈夫など）●熱証（炎症症状がある）

> 顔や頭など、体の上部の熱を冷まして炎症を抑える処方です

● **処方の解説**

「防風」をはじめ、「薄荷」「荊芥」「連翹」といった赤み（炎症）を取り除く働きのある生薬や、「黄連」「黄芩」などの炎症を鎮める（清熱）生薬、「桔梗」など排膿作用を有する生薬ほか合計12種類の生薬から構成される。

特に皮膚症状に効果的な生薬の組み合わせにより、炎症性のニキビ、いわゆる「赤ニキビ」の治療に効果を発揮します。

● **処方ワンポイント**

顔や頭の炎症症状に効果的なことから、結膜炎、歯槽膿漏、中耳炎、目の充血などにも用いられている。

● **体質・既往症・飲み合わせなどについての注意**

熱証で実証向けの処方なので、虚証で体力のない方や寒証で冷えがある方は服用を避けるようにする。また、胃腸機能が弱っている場合は、医師に相談するか慎重に投与する必要がある。

 かゆみが強く、かくとジュクジュクになる皮膚疾患

水分の偏在（水滞）を正し、かゆみを抑える消炎作用を有する処方を選択する。

■ **消風散(しょうふうさん)**

構成生薬 当帰(とうき)、地黄(じおう)、石膏(せっこう)、防風(ぼうふ

う）、蒼朮（そうじゅつ）、木通（もくつう）、牛蒡子（ごぼうし）、知母（ちも）、胡麻（ごま）、蝉退（ぜんたい）、苦参（くじん）、荊芥（けいがい）、甘草（かんぞう）

適するタイプ ●中間証から実証（体力的には普通以上）●熱証（熱感、発赤などの炎症症状がある）●湿証（体内に余分な水分が偏在）

渗出液が多く、かゆみの強い慢性の皮膚疾患に用いる処方です

● **処方の解説**

　13種類の構成生薬のうち、メインとなるのは発汗などによるかゆみを鎮める「防風」「荊芥」「蝉退」「牛蒡子」と、解熱消炎作用を有する「石膏」「知母」「苦参」。

　生薬の総合的な働きにより、かゆみが強く、渗出液が多いジュクジュクしたタイプの皮膚疾患（湿疹、皮膚炎、じんましん、あせも、水虫など）に効果のある代表的な処方。

● **処方ワンポイント**

　上記以外に消風散が有効な皮膚疾患の特徴としては、遊走性（患部が一定の場所にとどまらず、あちこち移動する）や、拡大性傾向（患部が広がっていく）など、漢方でいう「風証」の症状があげられる。また、夏季に悪化するタイプの症状にも効果が高いとされる。

● **体質・既往症・飲み合わせなどについての注意**

　虚証傾向が強い（病後などで特に体力が衰えている、もしくは本来体が弱い）場合や、胃腸機能が弱っている場合は、医師に相談するか慎重に投与する必要がある。

 虚熱から起こる乾燥性の皮膚疾患に適応

　体を潤し冷やす陰液（血・津液）が不足することで肌が滋潤され

ず、熱を持って乾燥するケースには、「潤い補給（滋陰養血）＋冷やす（清熱）」をベースとした処方を選択する。

１ 温清飲(うんせいいん)

構成生薬 当帰(とうき)、地黄(じおう)、川芎(せんきゅう)、芍薬(しゃくやく)、黄芩(おうごん)、山梔子(さんしし)、黄連(おうれん)、黄柏(おうばく)

適するタイプ ●中間証～やや虚証（体力は普通から少し弱いくらい）●熱証（のぼせ、ほてりがある）●燥証（皮膚に潤いがなくカサつく）

> 乾燥して熱のある状態（津血虚、虚熱）を、潤わせつつ冷やして（滋陰清熱）改善していく処方です

● 処方の解説

「四物湯」と「黄連解毒湯」という、それぞれ体を滋潤する処方、体を冷やす処方の中の代表選手的２方を合わせた（合方）処方。四物湯の作用で乾燥してカサつく肌に栄養分と潤いを与えながら、陰陽のバランスが崩れて体内に生じた余分な熱を黄連解毒湯が冷ます。

皮膚疾患としては乾燥した状態の各症状（皮膚掻痒症、皮膚炎、湿疹、じんましん等）に用いられる。

● 処方ワンポイント

上記以外にも、乾燥と熱感が慢性化することで生じる月経不順、月経困難、更年期障害、子宮出血などの婦人科系疾患や神経症などにも用いられる。また、消風散（205ページ参照）とは反対に、冬季に悪化するタイプの症状に効果が高いとされる。

● 体質・既往症・飲み合わせなどについての注意

胃腸機能が弱っている場合は、医師に相談するか慎重に投与する必要がある。

構成生薬	白芷(びゃくし)、桔梗(ききょう)、柴胡(さいこ)、当帰(とうき)、芍薬(しゃくやく)、川芎(せんきゅう)、地黄(じおう)、黄連(おうれん)、黄芩(おうごん)、黄柏(おうばく)、山梔子(さんしし)、枳実(きじつ)、荊芥(けいがい)、薄荷(はっか)、防風(ぼうふう)、連翹(れんぎょう)、甘草(かんぞう)
適するタイプ	●中間証から虚証(体力的には普通以下)　●熱証(体を潤す血・津液〈陰液〉が不足して〈陰虚〉、冷やす力が弱く、相対的に陽が強くなって熱症状が起きている状態〈虚熱〉)　●慢性症状

> 体を潤す(滋潤)作用と体の熱をさます(清熱)作用がメインとなる、アレルギー的な体質を改善しながら伴う諸症状を解消していく処方です

● 処方の解説

詳細は179ページを参照。

● 処方ワンポイント

花粉症やアトピー性皮膚炎などを引き起こすアレルギー体質の改善に用いられる漢方薬としても知られている。鼻の症状だけでなく慢性の皮膚疾患等(化膿性のニキビや扁桃炎など)にも有用な処方である。

似た処方である温清飲と区別する点としては、「アレルギー体質かどうか(アレルギー体質ならば本方)」「化膿性の症状であるかどうか(化膿性ならば本方)」といったところがあげられる。

● 体質・既往症・飲み合わせなどについての注意

胃腸虚弱が強い場合や、寒証(冷えが強い)の人に対しては、冷やす力が強い処方のため、医師に相談するか慎重に使用する必要がある。

7 女性に多い症状

　ここで取り上げる症状は、冷え、貧血、のぼせ、生理痛・生理不順、更年期の不具合など女性に多く見られる症状全般となる。いずれも血液の循環障害や、ホルモンバランスの乱れなどが関与した症状といえる。

「異病同治」という考え方

　この項で紹介する処方は、一見、幅広い症状が列挙されている。しかし、根本的な原因を追求して病気を治す東洋医学の考え方からすれば、1つの方剤で多くの症状が解決するケースは少なくない。こうした状況を「異病同治」という。例えば、関節の痛みも胃の不調も体に溜まった水分（湿）が原因であれば、水分代謝をよくする（利水）ことで両方の症状が解消するといったものである。

　女性に起こりがちな症状を考えた場合、まず思いあたるのが「血」の問題。実際、血が正しく体を巡っていないことに起因するものがほとんどといえる。こうした状況で処方を選択する際は、血が足りないのか（血虚）、血自体が滞っているのか（瘀血）、あるいは血を押し流すエネルギーが足りない（気虚）もしくは滞っている（気滞）のかという「血が巡っていない原因」の判断が重要となってくる。

　また、血の問題以外にホルモンバランスの乱れから生じる症状も多い。

> 更年期に特有な症状などは、女性ホルモンの減少によって自律神経系の働きが乱れることから起きるものが多くあります。そこで、柴胡剤などで神経の働きを正常にするとともに、精神面の不安を緩和・解消する処方が効果的に働きます

● 女性に多い症状に関する効果的な漢方薬の分類

証	処方名	主な適応
虚証	当帰芍薬散	冷えがあり色白で湿証タイプ
実証	桂枝茯苓丸	瘀血タイプ
	桃核承気湯	桂枝茯苓丸よりも症状が重い
中間証〜虚証	加味逍遙散	主に気滞から生じるタイプ

 主に血虚が原因となる場合の処方

　このケースでは、主として足りない血を補うことにより各症状を改善する処方を選択する。

■　当帰芍薬散(とうきしゃくやくさん)

構成生薬 芍薬(しゃくやく)、茯苓(ぶくりょう)、白朮(びゃくじゅつ)、沢瀉(たくしゃ)、当帰(とうき)、川芎(せんきゅう)

適するタイプ ●虚証(胃腸が弱く、食後の倦怠感・もたれ、下痢などの傾向、痩せ型で色白、声に力がない)●寒証(常に冷感がある〈水中にいるように冷える〉、寒さにより下腹部痛が生じやすい〈温めたりさすったりすると軽快〉)●湿証(水分代謝が悪い〈消化吸収機能が低い、排尿障害〉、湿気が多いと体調が不良、下半身のむくみ・重だるさ、皮膚は乾燥していない)●めまい、月経不順(遅れ気味)、経血は量が少なめでサラサラ(淡い)状態(いずれも血虚による滋養不足から)

> 胃腸虚弱(脾虚)による冷感と水分代謝の悪さ(虚寒湿)および血虚による滋養不足が同時に起きている状態を改善する処方です

● 処方の解説

　本方は血を補う(補血)作用のある「当帰」「芍薬」をメインに、血と気を巡らせる(活血理気)作用のある「川芎」を配合。この3生

薬により足りない血を補い、気血を巡らせる。さらに水分代謝に働く「茯苓」「白朮」「沢瀉」により湿（水滞）を排除する。また、白朮は健胃に、川芎、芍薬は止痛にも効果を発揮する。

こうしたことから、胃弱で虚証体質、やせ型で青白く、冷えと水毒があるタイプの冷え性、貧血、だるさ、むくみ、月経不順・月経痛、冷えで生じる腹痛、めまい、頭重、肩こり、腰痛、更年期の不調などに効果的に働く処方となる。

● 処方ワンポイント

本方は女性向けの冷えにおける第一選択薬的処方。用いられる芍薬は補血作用のある「白芍」となる（本来はこれが当然だが、メーカーによって異なる）。また、寒冷症状や痛みが重度の場合は、「附子」を加えた「当帰芍薬加附子湯（とうきしゃくやくかぶしとう）」が用いられる。

● 体質・既往症・飲み合わせなどについての注意

虚証で貧血症状があるものの、皮膚が乾燥傾向にある場合は「四物湯」（207ページ参照）を用いる。また、実証タイプで冷えのぼせの傾向が強く、便秘がちなタイプには「桂枝茯苓丸」（下記参照）「桃核承気湯」（214ページ参照）を用いる。

このほか、本方服用により胃の調子が悪化する者については、症状に合わせて「六君子湯」（182ページ参照）、「安中散」（190ページ参照）、「半夏瀉心湯」（186ページ参照）との併用も有効とされる。

主に血瘀が原因となる場合の処方

このケースでは、主として体内の古い血（血瘀）を取り去ることにより各症状を改善する処方を選択する。

1 **桂枝茯苓丸（けいしぶくりょうがん）**

構成生薬 桂皮（けいひ）、茯苓（ぶくりょう）、牡丹皮（ぼたんぴ）、桃仁（とうにん）、芍薬（しゃくやく）

適するタイプ ●実証（比較的元気で胃腸の調子も悪くない）●瘀血

211

（冷え性だが頭〈上半身〉はのぼせる、便秘がち、赤ら
顔〈くすんでどす黒いくらいの場合も〉、舌・唇は暗い
紫色〈暗紫色〉っぽい、めまい・肩こり・頭痛の傾向あ
り、おなかを押すと痛む〈圧痛〉、月経不順、月経痛、
経血は暗紫色系のドロドロ気味で血塊が混じることも）

主に血瘀（体の中にある余分な古い血）を排出させて、
瘀血タイプに起こりやすい各症状を改善する処方です

● 処方の解説

　5種類の配合生薬中、「牡丹皮」「桃仁」「芍薬（赤芍）」の3つの駆
瘀血剤が血瘀（古い血）を除去し血行促進に働く（活血化瘀）。「桂枝
（桂皮）」は気を巡らせる（理気）作用により気の流れをよくすること
で、ひいては血の運行を促進させる。茯苓の水分代謝促進（利水）作
用により血瘀に伴う水滞の改善も図れる。また、「牡丹皮」「芍薬（赤
芍）」は止血効果を有し、出血症状にも有効とされる。

　このように、本方は瘀血タイプの体質改善におけるファーストチョ
イス的な処方といえる。具体的に有効な症状としては、あくまでも瘀
血タイプの者において、月経不順・月経異常・生理痛、更年期におけ
る不快症状、「血の道症」、肩こり・めまい・頭重、しみ、打ち身など
のあざ、にきびなどがあげられる。

覚えておきたい関連知識

「血の道症」とは？

　「血の道症」とは、一言でいえば、更年期でないのに現れる更
年期的な症状といえる。発症するタイミングとしては、出産の前
後や卵巣・子宮の摘出手術後が多いものの、20代などの若年層で
あっても、ダイエットのし過ぎやストレス過多などでホルモンバ
ランスがくずれがちな人には見られる傾向がある。

　そういった状況における独特の自律神経失調症状全般を指す「血の道症」は、東洋医学的に考察すると、血虚・瘀血タイプの人に寒冷な刺激や気滞が生じることで発症すると考えられる。

　最も代表的な症状としては、上半身、特に顔がカーッとほてったり、のぼせて多量に発汗し、その後スッと汗がひいて背中にゾクゾクと寒気を感じるといったものがある。気温の変化などに関係することなく、突発的に起こるのも特徴といえる。更年期における、いわゆるホットフラッシュのような状態である。このほか、めまいやふらつき、動悸・息切れ、眠りが浅い（よく夢を見る）、イライラして怒りっぽいと同時にくよくよ憂鬱になるなど、更年期の不快感に似た多彩な症状を呈する。

　さらに大きな特徴としては、これだけさまざまな不調が起こりながら、病院で検査しても大した異常が発見されないことがほとんどだという点だろう。

　血の道症の主な症状は、明確に病気と診断がつけづらい、いわゆる不定愁訴と呼ばれるものになります。だからこそ、症状だけでなく人間の状態を丸ごと診て治療を行う東洋医学によって、緩和・改善できたケースが多々あるというわけです

● 処方ワンポイント

　本方は瘀血タイプに対し、最も基本となる処方。用いられる芍薬は駆瘀血・止血などの作用がある「赤芍」が適している（本来はこれが当然だが、メーカーによって異なる）。また、血瘀（古い血）が除去されることでくすんだ赤黒い肌が白くなる、漢方の美肌剤としての効果も。この点をメインとした場合は、本方に「薏苡仁」（はとむぎ）を加えた「桂枝茯苓丸加薏苡仁（けいしぶくりょうがんかよくいにん）」がよく用いられる。

実証タイプで冷えのぼせや便秘などの傾向がより強い場合は「桃核承気湯」（下記参照）を用いる。また、本方服用により胃の調子が悪化する者については、症状に合わせて「柴胡桂枝湯」（172ページ参照）、「安中散」（190ページ参照）などとの併用が、また、不眠、目の充血、顔の赤み・ほてりなどの症状が強い場合は、「黄連解毒湯」（191ページ参照）との併用が、それぞれ有効とされる。

2 **桃核承気湯**(とうかくじょうきとう)

構成生薬 桃仁(とうにん)、桂皮(けいひ)、大黄(だいおう)、芒硝(ぼうしょう)、甘草(かんぞう)

適するタイプ ●実証（体力がある、胃腸が丈夫など）●瘀血から生じる各症状（顔色は赤黒い〈どす黒い〉、上半身は熱く下半身は冷えるいわゆる「冷えのぼせ」の傾向、頭痛、めまい、月経不順・月経困難〈経血はドロドロ傾向・量多め〉、下腹部の圧痛など）●精神不安（特に産後）

血瘀タイプ（160ページ参照）で、桂枝茯苓丸の適応よりも各症状がより強い場合に効果的な処方です

● 処方の解説

詳細は222ページを参照。

● 処方ワンポイント

詳細は222ページを参照。

● 体質・既往症・飲み合わせなどについての注意

詳細は222ページを参照。

 主に気滞が原因となる場合の処方

結果的に血の巡りが悪くなったことが要因の１つとはなっている

が、その根本の原因が気の巡りの悪化（気滞）、特に肝の気の巡りが悪化（肝鬱気滞）して各種症状が起こるケースで選ぶのが本方である。

■ 加味逍遙散（かみしょうようさん）

| 構成生薬 | 芍薬（しゃくやく）、茯苓（ぶくりょう）、白朮（びゃくじゅつ）、当帰（とうき）、生姜（しょうきょう）、甘草（かんぞう）、柴胡（さいこ）、牡丹皮（ぼたんぴ）、山梔子（さんしし）、薄荷（はっか） |

| 適するタイプ | ●中間証〜虚証（胃腸は虚弱〈脾虚〉で食欲不振傾向、疲れやすい、やせ型もしくは肥満傾向でも筋肉質ではなく水太り的な弛緩した状態）●気滞（気鬱）と血虚（基本的に冷え性だが不定期に全身もしくは上半身がカーッと熱くなる）●精神的に不安定になりやすい（急にイライラする、怒りっぽい、不眠傾向）●めまい、頭痛、肩こり、月経不順（時期が一定しない）・月経困難 |

> 胃弱（脾虚）、血の不足（血虚）、さらにストレスなどで乱れた気の流れ（気鬱）から生じる症状（主に血の道症などの不定愁訴・メンタル面の不安定）を改善する処方です

● 処方の解説

　感情・情緒をコントロールする働きを持つ「肝（肝臓自体とその働き）」は精神的抑圧に弱い臓器。個々人の許容量を超えたストレスがかかるなどメンタル面の負担が増大すると、肝の重要な働きの1つである疏泄機能（気を体のすみずみまでゆきわたらせ巡らせる）が低下し、気の流れが滞る（肝鬱気滞）。こうして滞った気は、その温かいエネルギーという性質上、上のほう（上半身）に向かって上昇し、意識や思考に関わる「心（心臓自体とその働き）」の働きを低下させる。要するに、自律神経が失調した状態になるというわけだ。

　こうした状態を改善する処方が本方である。肝の疏泄機能を正し、

ストレスなどで乱れた自律神経を正常に機能させる働きを持つ「柴胡」「薄荷」「生姜」、肝の機能回復（肝血虚の改善）に働く「当帰」「芍薬」、脾虚を改善して気を補うための「白朮」「茯苓」「甘草」、さらに、自律神経の異常によるのぼせやほてり、イライラなどの熱症状を抑える「牡丹皮」「山梔子」が配合されている。虚証気味で、自律神経の不調から生じる血の道症全般ならびに更年期の不調、月経不順・月経困難、不眠症に効果的な処方である。

● 処方ワンポイント

　本来、本方の主治目標は虚証傾向の人の肝障害であり、医療の分野では慢性肝炎や肝硬変の初期などにも有用とされている。こうした点から、特に女性の自律神経の失調に伴う精神・肉体面の諸症状に有効となっている。

● 体質・既往症・飲み合わせなどについての注意

　基本的に、当帰芍薬散と同系統の処方ととらえていい。判別のポイントとしては「冷えとほてりが交代で起こる（寒熱交錯）」「イライラしやすく怒りっぽい（精神不安）」などの症状が強いかどうか。また、当帰芍薬散で症状は改善しながらも胃腸障害を起こす人にも用いられる。

便秘・肥満に関する症状

　便秘とは大腸の機能がうまく働かず、スムーズな排便ができなくなった状態をいう。これは大腸が便を下に降ろそうとする力（大腸の気〈＝エネルギー〉）が、何らかの要因で弱くなってしまったことに起因する。

 病態について

　便秘の要因として最も多いのは、胃腸に熱がこもって腸管を潤す働きが低下し、腸内が乾燥して便通が悪くなるケース（燥熱性）。体の中に余分なものがある実証タイプの人によく見られる。このほか、もともと体質的に虚弱な人（虚証タイプ）で排便する力（大腸の気というエネルギー）自体が低下しているケース（気虚性）や、排便するためのエネルギー（気）自体はあるが、それが流れないで滞っているケース（気滞性）もある。

● 便秘・肥満に関する症状に効果的な漢方薬の分類

証	処方名	主な適応
実証	大柴胡湯	胸脇苦満（肝の気の流れが乱れている）タイプ
	防風通聖散	水分代謝や便通を改善
	桃核承気湯	血瘀タイプ
虚証	桂枝加芍薬大黄湯	体質虚弱で冷えるタイプ

熱性の便秘に対する処方

　このケースでは、熱をさまし、腸内を潤したり（清熱潤腸）、体内の余分なものを排出する（駆瘀血）処方を選択する。

1 大柴胡湯(だいさいことう)

構成生薬 柴胡(さいこ)、半夏(はんげ)、生姜(しょうきょう)、黄芩(おうごん)、芍薬(しゃくやく)、大棗(たいそう)、枳実(きじつ)、大黄(だいおう)

適するタイプ 実証(体力充実、体格ガッシリで恰幅がよい)、熱証(赤ら顔、ストレスが多くイライラしがち)、胸脇苦満(みずおちから肋骨下部のあたりが張っている状態)がある

> ストレスなどで気の流れが乱れた状態(気鬱)から生じた熱(実熱)によって引き起こされる症状を、気の流れを正し(疎通)、冷やして(清熱)改善する処方です

● 処方の解説

主薬となる「柴胡」は、乱れた気の流れを正す働きに加え、「芍薬」とともに自律神経の働きを調整したり、「黄芩」と同じく熱をさます働きも持つ。「半夏」「枳実」は胸のつかえ感や吐き気を抑え、鎮静にも働く。強い瀉下作用を有する「大黄」も配合されている。

これら生薬が総合的に作用し、ストレスなどから生じた体内の熱による各症状(胃炎、慢性便秘、高血圧や肥満に伴った肩こり、頭痛、神経症)に効果的に働く。

● 処方ワンポイント

東洋医学では結構使われる「胸脇苦満」という表現。柴胡を含有する、いわゆる「柴胡剤」を使用する目安となる症状の1つだ。慣れないうちは今一つピンとこないかもしれないが、判別の重要なポイントとなるだけに、ぜひ覚えておきたい。

具体的には、先述したように「みずおちから脇腹にかけて、肋骨の下あたり(次ページ図参照)に張っている感覚がある」状態で、押さえると抵抗感もしくは圧痛がある。

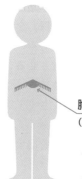

胸脇苦満

（心窩部から肋骨下部にかけて強く張っている状態。圧迫すると息が詰まるような抵抗や圧痛が感じられる）

● 体質・既往症・飲み合わせなどについての注意

　虚証傾向が強い（病後などで特に体力が衰えている、本来体が弱い）場合や、胃腸機能が弱っている人は服用を避けるようにする。

2　防風通聖散（ぼうふうつうしょうさん）

構成生薬　滑石(かっせき)、桔梗(ききょう)、黄芩(おうごん)、石膏(せっこう)、甘草(かんぞう)、大黄(だいおう)、芒硝(ぼうしょう)、防風(ぼうふう)、麻黄(まおう)、白朮(びゃくじゅつ)、荊芥(けいがい)、連翹(れんぎょう)、山梔子(さんしし)、芍薬(しゃくやく)、当帰(とうき)、川芎(せんきゅう)、薄荷(はっか)、生姜(しょうきょう)

適するタイプ　●実証（体力がある、胃腸が丈夫など）●熱証（炎症症状がある、暑がりで寒冷な飲み物を好む、のどが渇きやすい〈口渇〉、イライラしやすい）●脂肪太りタイプ（皮下脂肪が多い）

漢方薬の総合デトックス処方です

処方名にも使われている「防風」を含む18種類もの生薬が配合されているが、これらは次のようなグループに分類できる。

①発汗により余分な熱を発散させるグループ

「防風」「麻黄」「薄荷」「生姜」「荊芥」「連翹」

②各種炎症症状を抑えて熱をさますグループ

「黄芩」「石膏」「桔梗」「山梔子」

③水分代謝促進で余分な水分を出すグループ

「滑石」「白朮」

④便通を改善するグループ

「大黄」「芒硝」「甘草」

この①～④のグループによって、体内にあるさまざまなものが排出される。食欲を亢進させる「胃熱」、余分な水分、不要な便。まさに徹底して「攻める」チームなのである。

だがここで一考してみよう。これほどありとあらゆるものを出してばかりいて（確かに不要なものではあるが）、はたして体内のバランスは取れているのだろうか？　こうした点から、本方には守りのチームも存在する。それらは次のとおり。

⑤水分や栄養分を補うグループ

「芍薬」「当帰」「川芎」

⑥脾胃の機能を高めてエネルギー（気）を補うグループ

「白朮」

⑦各生薬の作用を調和するグループ

「甘草」

この⑤～⑦のチームが、①～④がやり過ぎてしまった場合であってもバランスを取るように働いてくれるのである。

しっかりデトックスする一方、安全対策も万全、本方はそういった構成になっている。また、⑤～⑦のチームがバランスを取ることで、単に攻めっぱなしではない方剤という点から、長期の投与も可能とな

る。じっくりと体質改善に臨めるというわけだ。

　こうしたさまざまな生薬の綿密な作用により、本方は、便秘の改善という、ほんの一部の効果はもちろん、高血圧や肥満に伴う動悸・肩こり・のぼせ・むくみ、蓄膿症（副鼻腔炎）、湿疹・皮膚炎、ニキビ、肥満など多様な症状に用いられる。

● **処方ワンポイント**

　本方はあくまでも、実証で熱証の方向けの「体内のあらゆる余分なものを排出する処方」。であるからして、特に便秘がない、肥満の改善という目的であっても適応となる（実際、本方内で便秘の解消に用いられている生薬の組み合わせは「調胃承気湯」という、中間証あたりに用いられる比較的おだやかな処方である）。それでも腹痛や下痢などの症状が出てしまった場合は、いったん服用を中止し、症状回復後、用量を減らして使用するといいだろう。

● **体質・既往症・飲み合わせなどについての注意**

　本方の選択においては、防已黄耆湯（200ページ参照）との鑑別も重要なポイントとなる。症状のヒアリングに加え、「ぽっちゃり型かどうか」「口調や表情、振る舞いは元気か、おとなしいか」など、接客時に入手できる情報もふまえて判断したい。

3　**桃核承気湯**(とうかくじょうきとう)

構成生薬	桃仁(とうにん)、桂皮(けいひ)、大黄(だいおう)、芒硝(ぼうしょう)、甘草(かんぞう)
適するタイプ	●実証（体力がある、胃腸が丈夫など）●瘀血から生じる各症状（顔色は赤黒い〈どす黒い〉、上半身は熱く下半身は冷えるいわゆる「冷えのぼせ」の傾向、頭痛、めまい、月経不順・月経困難〈経血はドロドロ傾向・量多め〉、下腹部の圧痛など）●精神不安（特に産後）

血瘀タイプ（160ページ参照）の便秘症状に効果的な処方です

（160ページ参照）

● **処方の解説**

　本方を用いるのは、体の中に古い血液（瘀血）があり、かつ骨盤内や子宮などの炎症症状により、血液の循環障害が生じた状態。そこに、駆瘀血剤の「桃仁」、血管拡張作用のある「桂枝（桂皮）」、冷やし（清熱）、緩下する作用のある「大黄」「芒硝」が働いて、症状を緩和・改善する。桂枝（桂皮）の温める働きは大黄によって抑えられ、ここでは血流促進（駆瘀血）作用がメインとなる。

● **処方ワンポイント**

　血瘀タイプ（顔色明るくない、冷えのぼせ、めまい、頭痛、生理不順・月経困難など）かどうかが本方を選択する第一の見極めとなる。外見や症状のヒアリングなどから同じ熱症タイプに用いる「防風通聖散」「大柴胡湯」などと判別する。

● **体質・既往症・飲み合わせなどについての注意**

　血瘀タイプで、本方適用と同じく冷えのぼせ、便秘がある場合であっても、全体として症状が軽い、もしくは便秘より他の症状がメインのケースでは「桂枝茯苓丸」を用いる。

 ## 虚証の便秘に対する処方

　このタイプには、虚弱な体質を改善しながら足りない気のエネルギーを補う処方を選択する。

■　**桂枝加芍薬大黄湯**（けいしかしゃくやくだいおうとう）

構成生薬	柴胡（さいこ）、半夏（はんげ）、生姜（しょうきょう）、黄芩（おうごん）、芍薬（しゃくやく）、大棗（たいそう）、枳実（きじつ）、大黄（だいおう）

適するタイプ	●虚証（胃腸が弱く元気がない、おなかが張る〈腹部膨

満感あり〉〉 ●寒証（冷えている、温めると軽快する腹痛あり）●しぶり腹で便秘しやすい　※桂枝加芍薬湯（184ページ参照）と同じタイプで、便秘がちの人

体が弱くて冷える人に合う漢方の緩下剤です

● 処方の解説

桂枝加芍薬湯（184ページ参照）に「大黄」を配合した処方。つまり、桂枝湯の温める作用により脾の機能を向上させて気の生成を促しながら、直接的な瀉下効果のある大黄が作用し、冷え、腹痛、しぶり腹などに伴う便秘や腸の炎症症状に効果的に働く。

● 処方ワンポイント

虚弱な人向けの緩下剤であり作用は大変マイルド。いってみれば西洋薬のマグネシウム系に匹敵する位置づけで、他の便秘薬でおなかが痛くなる人にはおすすめの方剤ともいえる。

● 体質・既往症・飲み合わせなどについての注意

本方で効果がない場合は、中間証に用いられる「大黄甘草湯」あたりを処方して様子を見るのもいいだろう。

　寒暖や天候の変化から景気の動向、さらには対人関係など、絶えず何らかのストレッサーにさらされ続ける現代人。過剰なストレスは心身に不調を引き起こす要因となるが、そうした症状は明確な病気として診断しづらく、治療が思うように進まないケースが多い。例えば「気のせい」として片づけられてしまったりすることもある。

　そんな「気のせい」を、「そう、『気』のせいです」（156ページコラム参照）と診断できるのが東洋医学である。心と体を切り離さず、人間まるごと診断を行う。病気まではいっていないが「なんとなく調子のすぐれない状態」を未病としてとらえる。そうした考えの東洋医学であるから、不定愁訴が多いメンタル面の症状に強いのも理に適ったことといえるだろう。

 ## 臓器と感情の関係について

　東洋医学では「肝臓」と「肝」、「心臓」と「心」など、同じようであり、実際、密接な関係にありながらも意味の異なる言葉が非常によく使われる。東洋医学でも、肝臓、心臓などは文字どおり臓器自体を意味する。しかし肝、心はというと、臓器自体を指す場合もあるが、ほとんどが「その臓器が持っている機能・働き」を意味すると考えていい。

・肝臓、心臓、腎臓など…それぞれの臓器自体のこと
・肝、心、腎など…臓器自体＋臓器の持つ機能・働き

　次に各臓器が持つ機能・働きについて。例えば、肝臓はアルコールなどの有害な物質を分解・解毒したり、コレステロールの生合成などに関わるが、東洋医学的な見解ではそれ以外に、イライラしたり怒っ

たりといった情動・情緒に関わり、それをコントロールする働き（疏泄作用）も有している。肝臓がストレスに弱い臓器であるのも、そうした点が大きく関係している。だから、肝臓にエネルギーと栄養（気血）が十分にゆきわたっていて元気な状態であれば問題ない程度のストレスであっても、過剰なストレスを受け続けていたり、お酒の飲み過ぎなどで肝臓が弱っていたりすると、心身は大きくダメージを受けてしまう。そして情緒は不安定になり、さらにストレスを受けやすい状態になる。

また、肝は心と密接な関係があり、肝の機能低下は心にも悪影響を及ぼす。心は精神、意識、思考に関わっている。実際、情緒が乱れてイライラすると、精神的に不安定になるし、考え事もまとまらない状態になるものである。

> この項では肝、心の不調から生じる症状をメインに、適した処方を紹介していきます。209ページの「7 女性に多い症状」で触れている点もあるので、そちらもぜひ参考にしてみてください

● 精神・神経系に関する症状について効果的な漢方薬の分類

証	処方名	主な適応
実証	柴胡加竜骨牡蛎湯	主に実証タイプで精神不安・胸脇苦満がある
	黄連解毒湯	心に熱がこもってイライラするタイプ
中間証〜虚証	加味逍遥散	メインは血の道症からくるメンタル症状
	半夏厚朴湯	胃腸虚弱で精神的に不安定な状態
虚証	桂枝加竜骨牡蛎湯	かなりの虚証タイプの精神安定・性的減退など

 ## 実証向けの処方

基本的に体力のある実証タイプ向けの方剤となる。気のエネルギーが正しく体を巡らず、滞って余分な熱が生じることにより、イライラして怒りやすくなるなどの神経症状が発生する。こうした状態に伴う各症状を改善する処方を選択する。

1　柴胡加竜骨牡蠣湯(さいこかりゅうこつぼれいとう)

構成生薬　柴胡(さいこ)、半夏(はんげ)、桂皮(けいひ)、茯苓(ぶくりょう)、黄芩(おうごん)、大棗(たいそう)、人参(にんじん)、竜骨(りゅうこつ)、牡蠣(ぼれい)、生姜(しょうきょう)、大黄(だいおう)

適するタイプ　●中間証～実証（体の中に熱や湿などの余分なもの〈実〉が存在する、体力は比較的あるが胃腸はあまり丈夫でない〈脾気虚傾向〉ケースが多い〈肝の機能異常亢進により脾の機能が低下しがち《肝脾不和》〉）●強度の精神神経症状（イライラ、怒りっぽい、不安な気持ちになりやすい、動悸・不眠　※心と肝が熱を持って機能が異常に亢進〈肝心火旺〉しているため）●見た目よりも気が小さい（常に不安定な精神状態のため少々のことにも驚きやすい　※心の機能異常亢進により、恐れの感情を担う腎の機能が低下している〈心腎不交〉）●胸脇苦満（218ページ参照）がある（柴胡剤の典型症状）

> 実証タイプ向けの精神安定剤です

● **処方の解説**

　抗炎症、鎮静、健胃などの作用を持つ「柴胡」を主剤とし、清熱作用のある「黄芩」とのコンビネーションで肝の疏泄を図り、気の滞りを治める。「竜骨」「牡蠣」「茯苓」は「安神薬」と呼ばれ、大黄とともに脳の興奮を鎮静化させる働きを持つ。このほか脾胃の機能を高める「人参」「大棗」、「茯苓」と組み合わせることで気の上昇に伴って生じるめまい、頭痛、不安感などを鎮める作用のある「桂枝（桂皮）」などが配合されている。

　これらの生薬が効果的に働くことで、精神的な不安がベースにある比較的体力のある者の、動悸・不安感・不眠・イライラなどの精神・

神経症状、高血圧などに効果的に作用する。

● 処方ワンポイント

　選択の第一ポイントは一見して線の細い感じ（虚証タイプ）ではない人で精神不安があり、胸脇苦満があること。これがあてはまれば、脾気虚傾向については無視してもかまわない。

　また、市販品の中には大黄が入っていない製品もある。大黄は清熱とともに便秘の解消にも効果的なので、便秘の有無で選択するというのも1つの手である。

● 体質・既往症・飲み合わせなどについての注意

　同様な神経症状はあるが、体質が虚弱（虚証）な人には「桂枝加竜骨牡蠣湯」（230ページ参照）を、さらに血の道症（212ページ参照）特有の症状があって女性の場合は「加味逍遙散」（215ページ参照）を、それぞれ処方する。

2 黄連解毒湯(おうれんげどくとう)

構 成 生 薬	黄連(おうれん)、黄芩(おうごん)、黄柏(おうばく)、山梔子(さんしし)
適するタイプ	●実証（体力的に充実）●熱証（顔が赤い、寒冷な飲み物を好む、イライラしやすい、のぼせ、目の充血、口の中が苦い〈口苦〉、非常に喉が渇く〈東洋医学でいう口渇〉など）

全身あらゆる部位の、熱によって生じる症状全般に対して広く用いられる処方です

● 処方の解説

　詳細は191ページを参照

● 処方ワンポイント

　前述の「柴胡加竜骨牡蠣湯」が不安などの神経症状がメインだったのに対し、本方は熱症状がメインとなる。各種熱症状に伴い、イライ

ラや不眠などがあるケースに用いられる。

● 体質・既往症・飲み合わせなどについての注意

詳細は192ページを参照

 # 中間証から虚証向けの処方

体力面では普通か少々虚弱気味で、基本的に胃腸は弱い。そうした
タイプについての症状の緩和・改善を目標として選択する。

1 加味逍遙散(かみしょうようさん)

構 成 生 薬 芍薬(しゃくやく)、茯苓(ぶくりょう)、白朮(びゃくじゅつ)、
当帰(とうき)、生姜(しょうきょう)、甘草(かんぞう)、柴胡
(さいこ)、牡丹皮(ぼたんぴ)、山梔子(さんしし)、薄荷(はっ
か)

適するタイプ ●中間証～虚証（胃腸は虚弱〈脾虚〉で食欲不振傾向、
疲れやすい、やせ型もしくは肥満傾向でも筋肉質ではな
く水太り的な弛緩した状態）●気滞（気鬱）と血虚（基
本的に冷え性だが不定期に全身もしくは上半身がカーッ
と熱くなる）●精神的に不安定になりやすい（急にイラ
イラする、怒りっぽい、不眠傾向）●めまい、頭痛、肩
こり、月経不順（時期が一定しない）・月経困難

> 胃弱（脾虚）、血の不足（血虚）、さらにストレスなどで
> 乱れた気の流れ（気鬱）から生じる症状（主に血の道症
> などの不定愁訴・メンタル面の不安定）を改善する処方
> です

● 処方の解説

詳細は215ページを参照

● 処方ワンポイント

詳細は216ページを参照

● 体質・既往症・飲み合わせなどについての注意

　次にあげる「半夏厚朴湯」との鑑別については以下のとおり。ホットフラッシュや発汗などの更年期症候群特有の症状や下半身の冷え、便秘の傾向などがある場合は本方が適応。半夏厚朴湯の場合はメインの症状が不安・緊張で、加味逍遙散の適応に見られる症状を伴わない場合となる。

② **半夏厚朴湯**(はんげこうぼくとう)

配合生薬　半夏(はんげ)、茯苓(ぶくりょう)、生姜(しょうきょう)、厚朴(こうぼく)、蘇葉(そよう)

適するタイプ　●神経が繊細（神経質、細かいことが気になる、不安になりやすい、喉に異物感・つまるような感じがある）●基本的に虚証（胃腸が弱い、腹部膨満感、食欲不振、悪心・嘔吐〈吐き気を生じやすい〉）●呼吸器症状（咳、ぜんそく気味）　※メンタル面で抑うつ的な傾向、胃腸虚弱、呼吸器症状を併せ持っている、主訴となる「喉の異物感・つかえ感」がポイント

> 不安神経症の素地がある人の神経症状から胃腸、呼吸器系などに効果のある、漢方の精神安定剤です

● 処方の解説

　詳細は192ページを参照

● 処方ワンポイント

　詳細は193ページを参照

● 体質・既往症・飲み合わせなどについての注意

　「加味逍遙散」との鑑別については本ページ最上部を参照。

虚証向けの処方

　体力的に虚弱で胃腸の働きも低下しているタイプの各症状の緩和・改善を図るために選択する。

■　**桂枝加竜骨牡蛎湯**(けいしかりゅうこつぼれいとう)

構成生薬	桂皮(けいひ)、芍薬(しゃくやく)、生姜(しょうきょう)、大棗(たいそう)、竜骨(りゅうこつ)、牡蛎(ぼれい)、甘草(かんぞう)

適するタイプ	●虚証（胃腸が弱く疲れやすい、虚弱な小児など）●気のエネルギーが正しく巡らず、上半身、特に首から上に過剰となった気が生み出す余分な熱で、のぼせ、頭痛、イライラなどの症状を呈する（気の上衝_{じょうしょう}）

漢方における虚証タイプ向けの精神安定剤です

● **処方の解説**

　詳細は232ページを参照

● **処方ワンポイント**

　詳細は233ページを参照

● **体質・既往症・飲み合わせなどについての注意**

　同様の神経症状がある場合で、比較的体力のある実証タイプの場合は「柴胡加竜骨牡蛎湯」（226ページ参照）を用いる。

10 小児に関する症状

　漢方が効果を発揮するのは大人だけではない。小児に対しても有用な処方がたくさん存在している。中でも、この項で紹介するのは「小建中湯」と「桂枝加竜骨牡蠣湯」。いずれも虚弱な体質を改善するタイプの処方となる。

● 小児に関する症状について効果的な漢方薬の分類

証	処方名	主な適応
虚証（脾気虚）	小建中湯	虚弱体質で疲れやすいタイプ
	桂枝加竜骨牡蠣湯	情緒が安定しないタイプ

虚弱な体質に伴う各症状を緩和・改善する処方

　胃腸虚弱（脾虚）による気のエネルギー不足から起こる種々の症状に対し、適した処方を選択する。

1　小建中湯（しょうけんちゅうとう）

構成生薬　芍薬（しゃくやく）、桂皮（けいひ）、生姜（しょうきょう）、大棗（たいそう）、甘草（かんぞう）、膠飴（こうい：粉末飴）

適するタイプ　●虚証（胃腸が弱く疲れやすい、虚弱な小児など）●寒証（冷える傾向がある、腹痛の際、温めると楽になる）

> 胃腸の働きを向上させて体を丈夫にする処方です

● 処方の解説

　ベースとなる処方は虚証タイプ（体力的に虚弱）の感冒などに用いられる「桂枝湯」。これの芍薬を増量し、「膠飴」という麦芽糖の飴を配合している。「桂枝（桂皮）」「生姜」「大棗」が胃腸の調子を整え、

「芍薬」「甘草」が緊張に伴う腹痛などの症状を緩和する。「膠飴」は胃腸の冷えを取り去るとともに大切な栄養分の補給となる。

　胃腸が虚弱なために「(陽)気(エネルギー)不足」となった冷え症状が強い小児に対し、小児衰弱体質を改善し、疲労倦怠、神経質、慢性胃腸炎、小児夜尿症、夜泣きなどの症状に有効に働く。

● 処方ワンポイント

　漢方では脾胃のことを「中」と称する(体の中心部)。胃腸の機能向上に働く漢方薬に「中」の文字が入っているものが多いのはこのためである。ちなみに「小建中湯」は「胃腸の機能を構築し、丈夫にする」という意味合いから名付けられた処方である。

● 体質・既往症・飲み合わせなどについての注意

　嘔吐や急性の炎症症状がある場合には使用を控える。

2　桂枝加竜骨牡蠣湯(けいしかりゅうこつぼれいとう)

構成生薬　桂皮(けいひ)、芍薬(しゃくやく)、生姜(しょうきょう)、大棗(たいそう)、竜骨(りゅうこつ)、牡蠣(ぼれい)、甘草(かんぞう)

適するタイプ　●虚証(胃腸が弱く疲れやすい、虚弱な小児など)●気のエネルギーが正しく巡らず、上半身、特に首から上に過剰となった気が生み出す余分な熱で、のぼせ、頭痛、イライラなどの症状を呈する(気の上衝(じょうしょう))

> 漢方における虚証タイプ向けの精神安定剤です

● 処方の解説

　こちらもベースとなる処方は虚証タイプ(体力的に虚弱)の感冒などに用いられる「桂枝湯」。これに鎮静作用を持つ「竜骨」「牡蠣」が加えられている。桂枝湯には、おだやかな発汗により邪を排する(解表)作用以外に、体の機能低下や栄養不足(気虚・血虚)を補正し、

全身を調整する作用がある。

　つまりこの処方は、気血が体のすみずみまで巡らないために、特に脳への栄養供給がうまく行われず、脳機能が低下して、不安、不眠、動悸、夜尿症といった神経症状が現れている者に対し、桂枝湯で気血不足を調整し、かつ竜骨・牡蠣の鎮静作用によって神経症状を緩和させるものである。

● 処方ワンポイント

　成人男性の場合は、遺精、陰萎、早漏、インポテンツなどメンタルが及ぼす性的な症状にも効果的とされる。

● 体質・既往症・飲み合わせなどについての注意

　証ならびに症状を見極めた上で、適切な処方を行うことが望ましい。

痔は大別すると「痔核（いぼ痔）」「裂肛（切れ痔）」「痔瘻」の３つに分類される。このうちOTCの対象となるのは前２者となる。痔に関する詳細は第１章の「10　痔の薬（痔疾用薬）」（75ページ）をご覧いただくとして、ここでは漢方の代表的な処方を紹介する。

■　乙字湯(おつじとう)

| 構成生薬 | 当帰(とうき)、柴胡(さいこ)、黄芩(おうごん)、甘草(かんぞう)、升麻(しょうま)、大黄(だいおう) |

| 適するタイプ | ●中間証〜実証（体力普通から上）●胸脇苦満（みずおちから肋骨下部のあたりが張っている状態〈詳細は216ページ参照〉）がある　●大便が硬く便秘傾向 |

> 便秘傾向のある人の痔疾を改善する処方です

● 処方の解説

「升麻」「柴胡」は骨盤内の筋肉の緊張を和らげて正常化させる働きを持つ。また、柴胡は「黄芩」「大黄」などとともに抗炎症作用により痛みを鎮める効果も有し、「当帰」はうっ血性の腫れ改善に、大黄は便を軟化させて便秘の改善に、それぞれ働く。こうした生薬全6種の総合作用により、便秘傾向があって大便が硬い人の痔核、裂肛、便秘などに有効とされる。

● 処方ワンポイント

升麻には、脱肛や痔核脱出など垂れ下がった状態の患部を引き上げる働き（升提作用）もある。

● 体質・既往症・飲み合わせなどについての注意

虚証傾向が強い（病後などで特に体力が衰えている、本来体が弱い）場合、もしくは下痢や軟便の傾向がある場合は、服用を避けるよ

うにする。また、胃腸機能が弱っている人については医師に相談するか、慎重に用いる必要がある。

12 泌尿器系に関する症状

　この項では、排尿障害（頻尿、排尿困難）および排尿時の痛みといった泌尿器系に関するトラブルに有効な処方を紹介する。

病態と病期

　尿道炎や膀胱炎といった熱症状があるもの、あるいは腎機能の衰えやもともと体の弱いタイプ（虚証）の冷えから起こるものなどの病態と、その原因から鑑みた処方の鑑別が重要。併せて、急性・慢性といった病気の所見も考慮したい。

　また、基本的に急性で炎症症状が強く、したがって痛みも強い場合には抗生物質や合成抗菌剤などを用いた、比較的即効性の高い治療法と併用することが望ましいといえる。

● 泌尿器系に関する症状について効果的な漢方薬の分類

証	処方名	主な適応
実証	竜胆瀉肝湯	泌尿器系の症状に加えてストレス性の熱症状が強いタイプ
実証〜中間証	猪苓湯	竜胆瀉肝湯ほどではないが、口渇（こうかち）など熱症状のある泌尿器系疾患に用いる
	五淋散	基本的に泌尿器系の炎症症状のみの場合に用いる
虚証	八味地黄丸	腎虚タイプ
	牛車腎気丸	八味地黄丸の水分代謝、冷え、痛みに関する効果を強化
	清心蓮子飲	精神神経症状を伴うタイプ

急性で熱症状があるもの

急性・慢性を問わず、炎症（熱症状）のある場合は、このグループから、状況に応じて適した処方を選択する。

1 猪苓湯（ちょれいとう）

| 構成生薬 | 猪苓（ちょれい）、沢瀉（たくしゃ）、茯苓（ぶくりょう）、滑石（かっせき）、阿膠（あきょう） |

| 適するタイプ | ●湿熱（水分の代謝異常があり、尿道・膀胱などに熱〈炎症〉症状あり、口渇、尿量減少、残尿感） ※冷やす生薬メインの処方内容で、比較的実証向けの処方ではあるが、よほど虚弱で冷えが強くなければ、虚実（体力的な面）を特に意識せず、症状や状況があてはまる場合に処方する |

> 急性の尿道炎・膀胱炎におけるファーストチョイス的な処方です

● **処方の解説**

配合されている生薬のうち「阿膠」を除く4種類はいずれも水分代謝を促進する（利水）作用があり、このうち「沢瀉」「滑石」は炎症を抑える（清熱）作用を持っている。また、阿膠は止血の主要薬とされ、陰液（血・津液）を補って体を潤す（滋陰）働きがある。

こうした生薬の持つ力が融合された本方は、口渇、尿量減少などの熱症状がある急性の膀胱炎、尿道炎の第一選択薬として用いられる。

● **処方ワンポイント**

急性の初期は基本的に痛みが強いため、抗生物質や合成抗菌剤、もしくは強力な抗炎症鎮痛剤などと併用。早急なペインケアを行うとともに、本方の利水作用で出づらい尿を排泄し、感染した菌を流し出すという治療法が効果的となるケースが多い。

証ならびに症状を見極めた上で、適切な処方を行うことが望ましい。例えば、熱症状がより強いケースでは次に紹介する「竜胆瀉肝湯」、本方で効果が出ない場合には、その次の「五淋散」などを用いるケースもある。

② 竜胆瀉肝湯(りゅうたんしゃかんとう)

構成生薬 地黄(じおう)、木通(もくつう)、当帰(とうき)、車前子(しゃぜんし)、沢瀉(たくしゃ)、黄芩(おうごん)、竜胆(りゅうたん)、山梔子(さんしし)、甘草(かんぞう)

適するタイプ ●実証タイプ(体力充実・胃腸丈夫) ●熱証(普段からイライラや目の充血、口が苦いといったストレス性の熱症状〈肝胆の熱〉あり、尿道・膀胱などに湿熱〈炎症〉症状があって痛み、熱感が強い、尿が濁る・濃い、女性では黄色の帯下(たいげ)〈こしけ〉がある)

> 急性の尿道炎・膀胱炎はもちろん、下半身だけでなく、首から上の熱症状(ストレス性の肝熱が上昇したもの:肝熱上亢)が強い場合にも有効な処方です

● 処方の解説

主薬の「竜胆」をはじめ、配合生薬9種類のうち実に7種類が冷やす生薬であり、加えて「木通」「車前子」「沢瀉」は利水作用を有する。

生薬のほとんどが清熱・利水に働くことで、尿路系の熱症状などが強く(つまり痛みも強く)、陰部の炎症・かゆみ・湿疹など湿の症状も強い場合、さらに「竜胆」「黄芩」の働きから、ストレスによるイライラ、激しい頭痛などの自律神経の過亢進(肝胆の熱症状による)にも用いられる。

● 処方ワンポイント

①の「猪苓湯」を参照するとともに、本方では「地黄」に「生地黄

（しょうじおう）」が用いられていることを記しておきたい。漢方で用いる地黄には「生地黄」と「熟地黄」の2種類がある。「生」のほうは冷やし、240ページで紹介する「八味地黄丸」に使われている「熟」は温める性質となる。

● 体質・既往症・飲み合わせなどについての注意

　証ならびに症状を見極めた上で、適切な処方を行うことが望ましい。例えば、泌尿器系の炎症症状のみが顕著であれば、前出の「猪苓湯」や、次に紹介する「五淋散」などを用いる。

③ **五淋散**（ごりんさん）

構成生薬 茯苓（ぶくりょう）、当帰（とうき）、黄芩（おうごん）、甘草（かんぞう）、地黄（じおう）、沢瀉（たくしゃ）、木通（もくつう）、滑石（かっせき）、車前子（しゃぜんし）、芍薬（赤芍）（しゃくやく、せきしゃく）、山梔子（さんしし）

適するタイプ ●湿熱（尿道・膀胱などに熱〈炎症〉症状があって痛み、熱感が強い、排尿困難、排尿痛、残尿感、血尿など）　※冷やす生薬が大半という、内容的には実証向けの処方だが、よほど虚弱で冷えが強くなければ、虚実（体力的な面）を特に意識せず、症状や状況があてはまる場合に処方する

急性・慢性の尿道炎・膀胱炎で、症状が泌尿器系のみの場合に用いられる処方です

● 処方の解説

　消炎・解毒の作用を持つ「黄芩」「山梔子」、利水作用のある「茯苓」、さらに冷やして利水にも働く「沢瀉」「木通」「滑石」「車前子」を配合。「芍薬」は熱を冷まし（清熱）、排膿・解毒の作用を持つ「赤芍（せきしゃく）」を用いることが多い。

　生薬構成は前出の「竜胆瀉肝湯」とほぼ同じだが、こちらは主に泌

尿器系の症状のみの場合に使用する。

● 処方ワンポイント

前出の「猪苓湯」を参照するとともに、本方では「芍薬」に「赤芍(せき)」が用いられることが多い点を記しておきたい。漢方で主に2種類の芍薬が用いられる（「赤芍」と「白芍(しろ)」）。単純に冷やす作用でいえば、「赤」のほうが「白」よりも強い。女性の冷えなど代表的な婦人薬の1つとして有名な「当帰芍薬散」（210ページ参照）などに用いられているのは、通常は白のほうである。

● 体質・既往症・飲み合わせなどについての注意

「猪苓湯」「竜胆瀉肝湯」との性質の違いを鑑み、証ならびに症状を見極めた上で、適切な処方を行うことが望ましい。

 ## 慢性で冷えの症状があるもの

泌尿器系の機能に関わる腎の機能が低下（腎虚）したり、気のエネルギーを生成する脾の機能低下（脾気虚）により排尿力が減退している場合に選択する処方となる。

1　八味地黄丸(はちみじおうがん)

構成生薬　地黄(じおう)、茯苓(ぶくりょう)、山茱萸(さんしゅゆ)、山薬(さんやく)、沢瀉(たくしゃ)、牡丹皮(ぼたんぴ)、桂皮(けいひ)、附子(ぶし)

適するタイプ　●腎（陽）虚（下半身のだるさ・疲れ・痛み、冷え〈虚寒によるもの〉、精力・活力減退）●虚証〜中間証（体力的には普通から下の人）

> 腎の機能を高めて（補腎）、衰退した下半身（泌尿器系など）の症状・状態を改善する処方です

● 処方の解説

詳細は197ページを参照。

　本方は「急性の炎症が治まったのち再発してくせになる」「冷え性で冬季など寒冷な季節に悪化する」「加齢に伴う根本的な泌尿器系の機能衰退」などによる慢性的な膀胱炎、尿道炎に有効な処方である。

● 処方ワンポイント

　本方は「腰から下の悩み・不調」に対し、総合的に効果を発揮する処方といえる。

● 体質・既往症・飲み合わせなどについての注意

　腎虚タイプで、だるさ、疲れよりも、痛み、排尿困難、冷えといった症状が強い場合には、本方に「牛膝」「車前子」を加えて鎮痛効果や水分代謝をより強化した、下記の「牛車腎気丸」という処方がある。

2　牛車腎気丸(ごしゃじんきがん)

構成生薬　地黄(じおう)、茯苓(ぶくりょう)、山茱萸(さんしゅゆ)、山薬(さんやく)、沢瀉(たくしゃ)、牡丹皮(ぼたんぴ)、牛膝(ごしつ)、車前子(しゃぜんし)、桂皮(けいひ)、附子(ぶし)

適するタイプ　●腎(陽)虚(下半身のだるさ・疲れ・痛み・むくみ、冷え〈虚寒によるもの〉、精力・活力減退〈腎虚〉、尿量減少、口渇〈腎虚による水分代謝の悪化〉）●虚証～中間証（体力的には普通から下の人)

　腎の機能を高めて（補腎)、衰退した下半身（泌尿器系など）の症状・状態を改善する八味地黄丸の、水分代謝（併せて痛みも）を強化した処方です

● 処方の解説

　前出の八味地黄丸に、血行・利水促進の「牛膝」と利水清熱の「車前子」を加え、水分代謝、冷え、痛みに対する効果を、より一層強化した処方となる。

● 処方ワンポイント

　本方は「腰から下の悩み・不調」をはじめ、老人性のかすみ目や耳

鳴りなどにも効果的な処方となる。

状況に応じて「八味地黄丸」との鑑別が必要となる。また、地黄剤の特徴として、胃腸に負担がかかる場合には、食後の服用をすすめる。

③ 清心蓮子飲（せいしんれんしいん）

構成生薬 蓮肉（蓮子）（れんにく、れんし）、麦門冬（ばくもんどう）、茯苓（ぶくりょう）、人参（にんじん）、車前子（しゃぜんし）、黄芩（おうごん）、黄耆（おうぎ）、地骨皮（じこっぴ）、甘草（かんぞう）

適するタイプ ●虚証（体力的に弱く、胃腸も弱い、疲れやすい〈脾気虚〉）●尿量減少・口渇（水滞、湿）●イライラ・不安感・不眠（精神神経症状をつかさどる「心」の熱症状あり、心熱が上昇して冷えのぼせ〈頭がボーッとして足は冷える〉の傾向も）

> 胃腸虚弱で冷えがあり、線が細く心が繊細（神経質）なタイプの慢性的泌尿器系症状全般に用いる処方です

常に自分の発言に補足をつけながら、「言い間違いのないように」と矢継ぎ早にしゃべる。しかし声は大きくなく、実際、体質的には虚弱な、そんなタイプがあてはまる。

処方としては胃腸虚弱（脾気虚）タイプの代表的な処方「四君子湯」がベース。ここに脾虚、心熱による精神不安、腎虚による下半身の冷え・泌尿器系の障害などに有効な「蓮肉」を主薬として加え、さらに、利水や清熱に有効な「茯苓」「車前子」「黄芩」「地骨皮」を配合して水分代謝、抗炎症を図る。

こうした9種類の生薬の結束により、慢性的な排尿痛、残尿感、膀

胱炎、尿道炎、帯下（こしけ）、インポテンツ、滑精（意図せずの射精）などの症状に用いられる。

● 処方ワンポイント

本方は脾気虚で腎虚という、冷えと泌尿器系の機能低下がダブルであり、さらに腎の機能低下から心（精神）が熱症状を持った（心腎不交）ために、イライラや神経質な症状もあるタイプの処方となる

● 体質・既往症・飲み合わせなどについての注意

主症状によっては、「9 精神・神経系に関する症状」（224ページ）の処方との鑑別にも留意する。

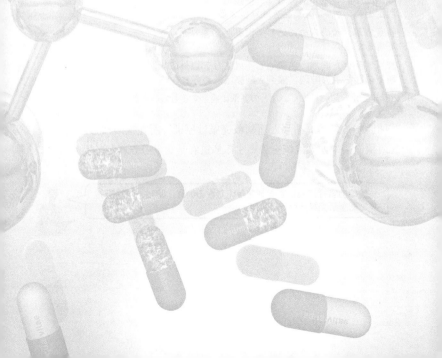

第3章

押さえておきたい
医薬品関連法規・制度

1 医薬品販売業の種類および販売方法についての規定

　医薬品、医療機器等の品質、有効性及び安全性の確保等に関する法律（以下、法という）では、医薬品販売業のうち一般の生活者へ医薬品などを販売できるのは薬局、店舗販売業、配置販売業のみとされており、各々の業態について規定が設けられている。

● 医薬品販売業に関する主な規定

	薬局	店舗販売業	配置販売業
すべての医薬品(医療用および一般用)が取り扱え、一定条件を満たせば調剤が行える	○	×	×
一般用医薬品を販売できる	○	○	○※
薬剤師による販売であれば、要指導医薬品、一般用医薬品の第1類医薬品を取り扱える	○	○	○※
特定の購入者の求めに応じて医薬品の量り売りができる	○	○	×
許可を受けた薬局、店舗もしくはエリア以外の場所での医薬品の貯蔵・陳列・販売は認められない	○	○	○

※経年変化が起こりにくいなどの基準に適合するもののみ扱える。

　開設するには、薬局と店舗販売業は原則、所在地の都道府県知事、配置販売業は配置区域を管轄する都道府県知事の許可が必要である。

> 一般のお客様に対してお薬を販売できるのは、薬局、店舗販売業、配置販売業だけです

2 医薬品の基準

　医薬品を大別すると、一般の生活者が自らの判断・意思で購入可能な一般用医薬品、要指導医薬品と、医師・歯科医師の判断で使用・供給される医療用医薬品の2種類となる。

　いずれも、法第2条第1項において定義されているように、『日本薬局方』に収載されている。医薬品の主な基準は以下のとおりである。

医薬品の主な基準

(1)　成分本質（原材料）が、もっぱら医薬品として使用される成分本質を含んでいるもの（食品添加物として認められている成分を除く）

(2)　医薬品的な効能効果が標榜または暗示されているもの（製品表示や添付文書ほか、チラシ、パンフレット、刊行物、インターネット等の広告宣伝物等による場合も含む）

(3)　アンプル剤や舌下錠、口腔内噴霧剤など、医薬品的な形状となっているもの（錠剤、丸剤、カプセル剤、顆粒剤、散剤等の形状については、食品である旨が明記されている場合に限り、形状のみで医薬品への該当性を判断されることはない）

(4)　服用時期、服用間隔、服用量等の医薬品的な用法用量の記載がなされているもの（調理のために、使用方法、使用量等を定めている場合を除く）

3 一般用医薬品リスク区分

一般用医薬品は保健衛生上のリスクにより、第1類、第2類、第3類に大別される。

第1類医薬品

副作用等により日常生活に支障を来す程度の健康被害が生ずる恐れがある医薬品のうち、その使用に関して特に注意が必要と厚生労働大臣が指定するもの、および要指導医薬品から一般用医薬品へと移行した医薬品のうち、法令で定める期間を経過していないもの。

販売・授与は薬剤師のみ可能で、購入者には書面を用いた情報提供が必須。

第2類医薬品（指定第2類医薬品を含む）

副作用等により日常生活に支障を来す程度の健康被害が生ずる恐れがある医薬品（第1類医薬品を除く）であって、厚生労働大臣が指定するもの。

〈指定第2類医薬品〉

第2類医薬品の中で、特別の注意を要するものとして厚生労働大臣が指定する医薬品。情報提供を行う場所から7m以内の範囲に陳列する。

第3類医薬品

第1類医薬品および第2類医薬品以外の一般用医薬品。

4 毒薬・劇薬の取扱い

　医薬品の中で、毒性、劇性が強いとして指定されたものを、それぞれ毒薬、劇薬という。毒薬および劇薬は、薬効が期待される摂取量（薬用量）と中毒のおそれがある摂取量（中毒量）が近接して安全域が狭く、取扱いに注意を要するものとして他の医薬品と区別されている。

　一般用医薬品で毒薬または劇薬に該当するものはなく、要指導医薬品の一部に限られる。また、毒薬あるいは劇薬を14歳未満の者のほか、安全な取扱いに不安のある者に交付してはならない。

貯蔵・陳列について

　毒薬・劇薬は他の医薬品と区別して貯蔵・陳列し、毒薬については、その場所に施錠しなければならない。

　容器もしくは被包に、毒薬は黒地に白枠をとり、医薬品の品名と白で「毒」の文字が、劇薬は白地に赤枠をとり、医薬品の品名と赤で「劇」の文字が、それぞれ記載されていなければならない。

 ※印刷の都合上緑色で
　　　　　　　表記しています。

販売に際して

　毒薬もしくは劇薬を一般の人に販売等する際は、品名、数量、使用目的、譲渡年月日、購入者の氏名、住所ならびに職業が記載され、購入者の署名または記名押印がなされた書類の交付を受けなければならない。また、法により、書類は譲渡日から2年間保存しなければならない。

5　医薬品と医薬部外品、化粧品の定義・範囲

医薬部外品

　効能効果があらかじめ定められた範囲内であって、人体への作用が緩和なものをいう。この基準内であれば、薬品的な効能効果の表示等が認められている。

医薬部外品の定義

①次の目的で使用されるもの
　　・吐きけなどの不快感や口臭・体臭の防止
　　・あせも、ただれ等の防止
　　・脱毛の防止、育毛または除毛
②ねずみ、はえ、蚊、のみなどの生物の防除に使用されるもの

化粧品

　人の身体を清潔にし、美化し、魅力を増し、容貌を変え、または皮膚や毛髪を健やかに保つために、身体に塗る等の方法で使用するもので、人体に対する作用が緩和なものをいう。

　医薬品的な効能効果の表示等は一切認められていない。また、原則、医薬品の成分を配合してはならない（添加物としてなど、薬理作用が期待できない量以下での配合は認められる）。

　化粧品を医薬品と併売する場合は、いずれも貯蔵・陳列の場所を区別しなくてはならない。

> 医薬部外品、化粧品ともに販売については医薬品のように許可を取る必要はなく、一般小売店でも販売できます

6 適正な広告・販売方法

　医薬品の販売にあたっては適切な内容・表現の広告ならびに適切な販売方法が求められる。

販売広告

　購入者等に対して、事実に反する認識をさせる恐れがある広告は禁止されている。例えば「承認された効能効果の範疇を超える内容や、その一部のみを抽出する」「一般用医薬品と同じ有効成分を含む医療用医薬品の効能効果を標榜する」「医薬品の有用性や安全性が確実であるように保証する」「使用前・使用後を示した図画・写真等を掲げる形の比較広告」などである。

　上記以外にも、消費や乱用を過度に助長する恐れがある広告も禁止されている。

> 例としては、音声による品名の連呼や、生活者の不安を煽る、などがあります

販売方法

　医薬品と一緒にキャラクターグッズ等の景品類を提供することは認められているが、医薬品自体を景品として授与することは認められていない（サンプル品を除く）。

　組み合わせることで合理性が認められる場合は、複数の医薬品の組み合わせ販売などが認められる。しかし、在庫処分など販売側の都合で、複数の医薬品を組み合わせて販売することは認められない。

副作用に関する各種制度・連絡先

(1) 医薬品・医療機器等安全性情報報告制度

　副作用が疑われる事例を医薬関係者から広く収集することで医薬品の安全対策を図ることを目的とした制度。

(2) 医薬品副作用被害救済制度

　医薬品を適正使用したにもかかわらず発生した副作用について、医療費などの給付を行う制度。

(3) 医薬品PLセンター

　消費者と製薬企業が、医薬品などに関する苦情を交渉する際の窓口となる機関。

各種制度の詳細や、連絡先等については、以下のホームページにアクセスしてご確認ください

■(独) 医薬品医療機器総合機構

　　http://www.pmda.go.jp/

　医薬品医療機器情報提供ホームページ

　　http://www.info.pmda.go.jp

　救済制度相談窓口：0120 - 149 - 931

■医薬品PLセンター

　　http://www.fpmaj.gr.jp/PL/pl_idx.htm

　　TEL：0120 - 876 - 532

索　引

〈執筆者紹介〉

阿佐ヶ谷制作所・医薬品販売研究会

医療・美容・健康・薬膳に特化した制作集団。
ドラッグストア勤務経験者で登録販売者、中医薬膳師
などの資格を持つ代表の岩井浩をはじめ、薬剤師など
の資格を持つスタッフが在籍。また、医療・健康業界
をはじめとした理科系の人脈も豊富である。医薬品販
売実務書籍の執筆も手がける。

いやくひんはんばいじつむ
医薬品販売実務コンパクトブック 〔第4版〕

2012年10月1日 初 版 第1刷発行
2021年8月20日 第4版 第1刷発行
2024年6月10日 第4版 第2刷発行

編 著 者	阿 佐 ヶ 谷 制 作 所	
	（医薬品販売研究会）	
発 行 者	多 田 敏 男	
発 行 所	TAC株式会社 出版事業部	
	（TAC出版）	

〒101-8383
東京都千代田区神田三崎町3-2-18
電話 03(5276)9492(営業)
FAX 03(5276)9674
https://shuppan.tac-school.co.jp

組 版	株 式 会 社 グ ラ フ ト	
印 刷	今 家 印 刷 株 式 会 社	
製 本	株 式 会 社 常 川 製 本	

© Asagaya Seisakusyo 2021　　　Printed in Japan

ISBN 978-4-8132-9855-7
N.D.C. 499

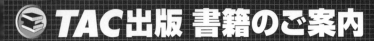

TAC出版 書籍のご案内

TAC出版では、資格の学校TAC各講座の定評ある執筆陣による資格試験の参考書をはじめ、資格取得者の開業法や仕事術、実務書、ビジネス書、一般書などを発行しています!

TAC出版の書籍

*一部書籍は、早稲田経営出版のブランドにて刊行しております。

資格・検定試験の受験対策書籍

- ○日商簿記検定
- ○建設業経理士
- ○全経簿記上級
- ○税理士
- ○公認会計士
- ○社会保険労務士
- ○中小企業診断士
- ○証券アナリスト

- ○ファイナンシャルプランナー(FP)
- ○証券外務員
- ○貸金業務取扱主任者
- ○不動産鑑定士
- ○宅地建物取引士
- ○賃貸不動産経営管理士
- ○マンション管理士
- ○管理業務主任者

- ○司法書士
- ○行政書士
- ○司法試験
- ○弁理士
- ○公務員試験(大卒程度・高卒者)
- ○情報処理試験
- ○介護福祉士
- ○ケアマネジャー
- ○電験三種　ほか

実務書・ビジネス書

- ○会計実務、税法、税務、経理
- ○総務、労務、人事
- ○ビジネススキル、マナー、就職、自己啓発
- ○資格取得者の開業法、仕事術、営業術

一般書・エンタメ書

- ○ファッション
- ○エッセイ、レシピ
- ○スポーツ
- ○旅行ガイド (おとな旅プレミアム/旅コン)